Armin Roßmeier

Cholesterin

durch Ernährung regulieren

Erhöhte Blutfettwerte mit natürlichen Mitteln senken
Mit vielen Rezeptideen, einfach, schnell und pannensicher

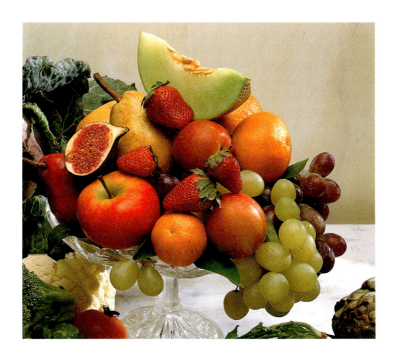

Südwest

Inhalt

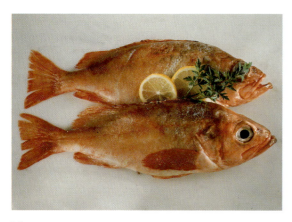

Magere Fischarten sind für eine cholesterinreduzierte Ernährung zu empfehlen.

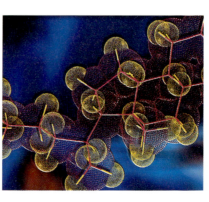

Die Atomwolken-Moleküls-darstellung des Cholesterin.

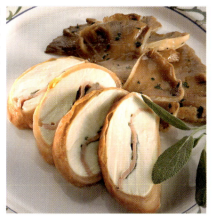

Hähnchenbrust zeichnet sich durch einen sehr geringen Fettanteil aus.

Die delikate Forellen-Gemüse-Pfanne ist nicht nur ein Augenschmaus!

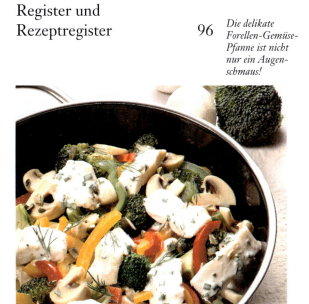

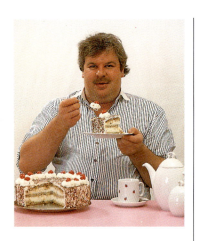

Ein Stück Sahnetorte hat noch niemandem geschadet – es sollte eben nur bei einem Stück bleiben.

Als Grundkörper der sogenannten Steroide ist Cholesterin im menschlichen und tierischen Organismus weit verbreitet. Bereits im 18. Jahrhundert wurde entdeckt, daß es im auskristallisierten Zustand die oft so schmerzhaften Gallensteine bildet oder Bestandteil derselben ist.

Cholesterin – ein Stoff mit vielen Gesichtern

Kein anderer Nährstoff wird so heiß diskutiert und so kontrovers behandelt wie das Cholesterin. Inzwischen haben sich schon zwei Lager von Verfechtern herausgebildet: pro und kontra Cholesterin.

Wem kann man nun glauben? Denen, welche die heißgeliebte Sahnetorte weiterhin erlauben, oder denjenigen, welche der Meinung sind, daß cholesterinreiche Lebensmittel vom Speiseplan gebannt werden sollten?

Dieser Ratgeber soll Ihnen einen Weg durch diesen undurchsichtigen Dschungel der Widersprüche weisen und will versuchen, die positiven und negativen Aspekte dieses Fettstoffes genauer zu durchleuchten, so daß Sie sich selbst ein Urteil bilden können. Sie finden Tips zur cholesterinfreundlichen Ernährung, und damit Sie auch gleich damit anfangen können, haben wir für Sie noch eine Reihe von Rezepten zusammengestellt, die Sie nach Lust und Laune ausprobieren können.

Was ist Cholesterin?

Cholesterin zählt chemisch betrachtet zur Gruppe der Steroide und damit zu den Lipiden, die weitläufig als Fette bezeichnet werden. Es ist sehr wichtig für unseren Körper. Mit seiner Hilfe wird das für den Knochenaufbau so entscheidende Vitamin D gebildet. Cholesterin ist zudem Bestandteil der Zellwände, dient als Vorstufe bei der Bildung von wichtigen Hormonen im Körper, beispielsweise der Sexualhormone und des Nebennierenhormons Kortisol. Abgebaut wird Cholesterin in der Leber zu den Gallensäuren.

Unser Körper stellt Cholesterin in der Leber selbst her (endogene Synthese), verwertet jedoch auch das aus der Nahrung stammende Cholesterin (exogene Zufuhr). Normalerweise reicht die Eigenproduktion von Cholesterin vollständig aus, so daß eine Zufuhr über die Nahrung nicht unbedingt notwendig wäre. Je nach Zufuhr von außen drosselt unser Körper die Cholesterinproduktion bzw. steigert sie. Ein körpereigenes Regulierungssystem sorgt dafür, daß immer ausreichend, aber auch nicht zuviel Cholesterin für die Körperfunktionen zur Verfügung steht.

Bei bestimmten Fettstoffwechselstörungen oder Krankheiten ist die Regulation des Cholesterinspiegels gestört, der Cholesteringehalt im Blut steigt über das normale Maß hinaus an. Häufigste Ursache eines zu hohen Cholesterinspiegels ist eine zu fette Ernährung. Bei Menschen, die häufig Fett, zu sich nehmen, sammelt sich viel Cholesterin mit niedriger Dichte im Blut. In diesen Fällen kann das Zuviel an Cholesterin für die Gesundheit gefährlich werden, daran besteht nach heutigen Kenntnissen trotz aller Widersprüche kein Zweifel.

Der menschliche Körper ist ein faszinierender Organismus mit einem hochentwickelten Selbstregulationssystem. Wird ihm z. B. zuviel Cholesterin von außen zugeführt, drosselt er automatisch die Eigenproduktion dieses Stoffes. Kritisch wird es allerdings, wenn dieses Regulierungssystem gestört ist.

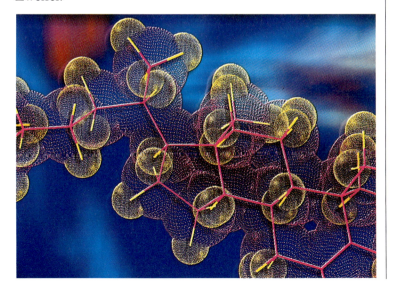

Die Atomwolken-Moleküldarstellung des Cholesterins: Alkoholisches Cholesterin ist Bestandteil so gut wie aller Körperzellen, besonders ihrer Membranen.

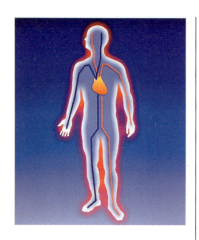

Cholesterin hängt sich an spezielle Proteine, um mit dem Blutkreislauf transportiert werden zu können.

Cholesterin – wo liegt das Problem?

Der Weg des Cholesterins im Körper

Cholesterin wird in allen Organen und Geweben des Körpers benötigt. Vom Darm gelangt Cholesterin ins Blut, dort wird es über das Blut dann zu den Zielorten befördert. Da Cholesterin ebenso wie die anderen Fette im wäßrigen Blut nicht löslich und somit nicht transportfähig ist, benötigt es einen speziellen Träger. Es verbindet sich deshalb mit bestimmten Eiweißstoffen, über die es dann im Blut abtransportiert werden kann. Diese Verbindungen nennt man aufgrund ihrer Eiweiß- und Fettanteile Lipoproteine (Lipid = Fett, Protein = Eiweiß).

Das gute und das »schlechte« Cholesterin

LDL transportiert Cholesterin von der Leber zu den Zellen, HDL von den Zellen zur Leber.

Die Zusammensetzung dieser Lipoproteine ist – je nach Verhältnis von Fett zu Eiweiß – unterschiedlich: Man unterscheidet Lipoproteine mit hoher Dichte (HDL = high densitiy lipoprotein), mit niedriger Dichte (LDL = low density lipoprotein) oder mit sehr geringer Dichte (VLDL = very low density lipoprotein).

Cholesterin wird sowohl vom LDL als auch vom HDL aufgenommen. LDL hat die Aufgabe, das Cholesterin aus der Leber – wo es entstanden ist – überall dorthin zu transportieren, wo es benötigt wird. Wird zuviel Cholesterin zugeführt oder zuwenig von den Zellen aufgenommen, verbleibt das restliche LDL-Cholesterin im Blut und kann sich an den Arterienwänden ablagern.

HDL übt einen gegenteiligen Effekt aus, denn es nimmt überschüssiges Cholesterin im Blut – auch das LDL-Cholesterin – auf und transportiert es zur Leber, wo es dann zum Teil zu Gallensäuren abgebaut wird. Gallensäuren werden zur Verdauung benötigt und über den Stuhl wieder ausgeschieden. Unter Umständen ist HDL sogar in der Lage, das »schlechte« LDL-Cholesterin aus den Gefäßwänden herauszulösen und abzutransportieren.

Nahrungs- und Serumcholesterin

Wie bereits erwähnt, gelangt das Cholesterin aus der Nahrung zur Leber, wo es dann für die verschiedenen Körperfunktionen verwendet werden kann. Allerdings wird nicht – wie vielfach angenommen – das über die Nahrung aufgenommene Cholesterin auch gleichzeitig in Serumcholesterin (meßbare Cholesterinkonzentration im Blut) umgewandelt. Eine Erhöhung der Cholesterinzufuhr um ca. 100 Milligramm pro Tag bewirkt häufig nur eine Zunahme des Serumcholesterins um ca. zwei Milligramm pro Deziliter.

Die Nonresponder

Personen, denen versuchsweise bis zu drei Eiern pro Tag zur normalen Ernährung verabreicht wurden, reagierten darauf zum Teil überhaupt nicht mit einer Blutfetterhöhung. Sie werden deshalb als Nonresponder bezeichnet. Schätzungsweise besitzen 70 Prozent aller Menschen einen gut funktionierenden Regulationsmechanismus, der es ermöglicht, die heute üblichen Cholesterinmengen weitgehend schadlos aufzunehmen. Erst eine übermäßige tägliche Cholesterinzufuhr kann bei diesen Personen langfristig zu einer Überlastung des körpereigenen Systems und somit zu Schädigungen des Herz-Kreislauf-Systems führen.

Nicht jeder reagiert auf Eier: Man unterscheidet zwischen Respondern und Nonrespondern. Um sicher zu sein, zu welchem Typ Sie gehören, lassen Sie Ihre Blutwerte vor und direkt nach der Einnahme von Eierspeisen vom Arzt kontrollieren. Danach wissen Sie, ob Sie sich einschränken müssen oder nicht.

Die Responder

Unterdessen reagieren die sogenannten Responder nach einer cholesterinreichen Speise mit einer ausgeprägten Cholesterinerhöhung im Blut. Bei ihnen ist die innere Regulation gestört, die körpereigene Cholesterinsynthese wird nicht gedrosselt, das Cholesterin im Blut steigt. Eine Senkung des Cholesterinspiegels kann in diesen Fällen nur durch eine cholesterinarme Ernährung erreicht werden.

Nahrungsfette und Cholesterinspiegel

Das in der Nahrung enthaltene Fett wird durch die Verdauung in Fettsäuren und Glyzerin zerlegt. Neben Cholesterin zählen auch die gesättigten, einfach ungesättigten und mehrfach ungesättigten Fettsäuren sowie Transfettsäuren zu den Nahrungsfetten. Sie beeinflussen den Cholesterinspiegel in unterschiedlicher Weise.

Fette Fleisch- und Wurstwaren sowie fetthaltige Milchprodukte enthalten gesättigte Fettsäuren. Sie erhöhen die LDL-Cholesterinproduktion und senken die LDL-Aufnahme.

Gesättigte Fettsäuren

Gesättigte Fettsäuren üben unter allen Nahrungsbestandteilen zweifellos die stärkste cholesterinerhöhende Wirkung aus. Sie beruht auf einem Anstieg des LDL-Cholesterins und einer gleichzeitigen Senkung der LDL-Aufnahme in die Zellen. Außerdem bewirken sie nur einen geringen Anstieg des schützenden HDL-Cholesterins. Es gibt jedoch eine Grundregel, nach der man abschätzen kann, ob ein Lebensmittel gesättigte Fettsäuren enthält. Alle Tierprodukte wie z. B. Milch oder Fleisch und auch die daraus weiterverarbeiteten Lebensmittel sind reich an gesättigten Fettsäuren. Gleiches gilt auch für pflanzliches Palmkern- und Kokosöl. Diese Nahrungsmittel enthalten ebenfalls einen sehr hohen Anteil an gesättigten Fettsäuren.

Um die Zufuhr an gesättigten Fettsäuren zu verringern, sollte man also Lebensmittel mit einem hohen Anteil an diesen Fettsäuren vermeiden. Dazu zählen in erster Linie fettes Fleisch und Wurstwaren, fetthaltige Milch und Milchprodukte und feste Brat- und Backfette – sehen Sie dazu die Ernährungsangaben im Umschlag.

Einfach ungesättigte Fettsäuren

Einfach ungesättigte Fettsäuren hingegen bewirken genau das Gegenteil: Sie senken das LDL-Cholesterin und erhöhen gleichzeitig das »gute« HDL-Cholesterin. Einfach ungesättigte Fettsäuren sind vor allem in Olivenöl und Rapsöl enthalten.

Mehrfach ungesättigte Fettsäuren

Mehrfach ungesättigte Fettsäuren, die vorwiegend in pflanzlichen Lebensmitteln vorkommen, bewirken eine Senkung des LDL-Cholesterins, allerdings mit gleichzeitiger Senkung des HDL-Cholesterins. Mehrfach ungesättigte Fettsäuren sind z. B. in Sonnenblumenöl, Distelöl oder Leinöl enthalten.

Transfettsäuren

Transfettsäuren entstehen durch die Härtung von Pflanzenfetten, kommen jedoch auch in geringen Mengen in tierischen Fetten vor. Sie erhöhen ebenfalls die Konzentration des LDL-Cholesterins bei gleichzeitigem Abfall des HDL-Cholesterins. Die Aufnahme von Transfettsäuren wird in Deutschland auf ca. drei bis vier Gramm pro Tag geschätzt, was als unschädlich angesehen wird. Dennoch sollte man versuchen, die Zufuhr von Transfettsäuren so niedrig wie möglich zu halten. Frei von Transfettsäuren sind Pflanzenöle und Fette vom Schwein oder Geflügel.

In bezug auf Cholesterin sind Transfettsäuren mit gesättigten Fettsäuren vergleichbar.

9

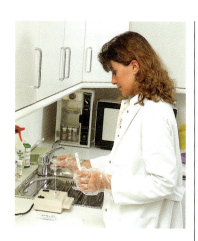

Eine regelmäßige Blutabnahme zur Kontrolle des Cholesterinspiegels läßt sich gut im empfohlenen jährlichen Arztbesuch einbinden.

Lassen Sie alle zwei Jahre im Rahmen eines Gesundheits-Check-ups Ihre Blutwerte kontrollieren. Die Krankenkasse übernimmt die Kosten.

Risikofaktor Cholesterin

Viele reden von cholesterinreduzierter Kost, Ärzte mahnen zur fettarmen Ernährung, und dennoch wissen nur wenige, ab wann das Cholesterin im Blut kritisch wird und was ein erhöhter Cholesterinspiegel letztendlich bewirkt.

Wieviel darf's denn sein?

Die meisten Menschen kennen ihren Cholesterinwert nicht. Dies ist nicht verwunderlich, denn meist geht man erst zum Arzt, wenn es irgendwo zwickt, und vergißt darüber hinaus schon mal die eine oder andere Vorsorgeuntersuchung, bei der man von Kopf bis Fuß durchgecheckt wird. Dennoch wäre es ratsam, wenigstens einmal in zwei Jahren seine Blutwerte kontrollieren zu lassen, um möglichen Schädigungen rechtzeitig vorzubeugen. Im Rahmen eines Gesundheits-Check-ups übernehmen die Krankenkassen die Kosten für diese Behandlung (siehe Seite 15) Wer bereits unter Herz-Kreislauf-Problemen, wie z. B. Herzbeschwerden, Bluthochdruck oder Durchblutungsstörungen in den Beinen, leidet, sollte seine Blutfettwerte regelmäßig messen lassen.

Das Gesamtcholesterin, das der Arzt in Ihrem Blut mißt, setzt sich in seiner Summe vor allem aus dem HDL- und dem LDL-Cholesterin zusammen. Das Verhältnis dieser beiden Lipoproteine zueinander kann sehr unterschiedlich sein. Entscheidend für die Risikobeurteilung ist also nicht primär das Gesamtcholesterin, sondern vielmehr die Höhe des LDL- und des HDL-Cholesterins. Ideal ist es, wenn alle

Werte im Normbereich liegen. Eine Verschlechterung des HDL-Cholesterins steigert das Gesamtrisiko, an Arteriosklerose zu erkranken, ebenso wie ein hoher LDL-Cholesterinspiegel.

Werte zwischen 250 und 300 Milligramm pro Deziliter bedürfen einer regelmäßigen ärztlichen Kontrolle, höhere Werte sollten unbedingt behandelt werden.

Cholesterinrichtwerte

	Normalbereich	Grenzwert	Bedenkliche Werte
Gesamtcholesterin im Blut	Bis 200	200 bis 250	Über 250
LDL-Cholesterin	Bis 135	135 bis 175	Über 175
HDL-Cholesterin	Ab 45	35 bis 45	Unter 35
Triglyzeride	Bis 200	200 bis 400	Über 400
Risikobewertung	Optimale Einstellung	Zulässig, gelegentliche ärztliche Kontrollen	Regelmäßige ärztliche Kontrollen

Entscheidend ist nicht nur das Gesamtcholesterin, sondern auch die Höhe des LDL- und HDL-Cholesterins. Das Gesamtcholesterin sollte unter 250, das LDL-Cholesterin unter 175 und das HDL-Cholesterin über 35 Milligramm pro Deziliter liegen.

Schotten dicht!

Sobald die Zellen mit Cholesterin gesättigt sind, schließen sie ihre Türen. Überschüssiges Cholesterin wird nicht mehr aufgenommen und zirkuliert weiter im Blut. Durch Umwelteinflüsse, Rauchen, mangelnde Bewegung oder falsche

Ernährung kann sich das LDL-Cholesterin so verändern (oxidieren), daß es von der benötigten Zelle nicht mehr aufgenommen werden kann, weil es als Fremdkörper erkannt wird. Der Schlüssel zum Schloß paßt nicht mehr. Sofern es nicht vom schützenden HDL-Cholesterin aufgenommen und abtransportiert wird, pausiert es auf den Arterienwänden. Durch die Ablagerung des Cholesterins und anderer Blutbestandteile an den Blutgefäßwänden kann es langfristig zu einer Verengung dieser Gefäße kommen. Arteriosklerose entsteht.

Auch Streß und Funktionsstörungen der Schilddrüse und Gallenwege können den Cholesterinspiegel erhöhen.

Ursachen für erhöhte Cholesterinwerte

Daneben können jedoch auch andere Ursachen für einen erhöhten Cholesterinspiegel im Blut verantwortlich sein. Die Veranlagung spielt ebenso eine Rolle wie die Vererbung einer Stoffwechselerkrankung, bei der zuviel LDL-Cholesterin im Blut zirkuliert. Bei entsprechender Veranlagung können z. B. die Zellen das Cholesterin nur teilweise verwerten, und es kommt – meist in Verbindung mit falschen

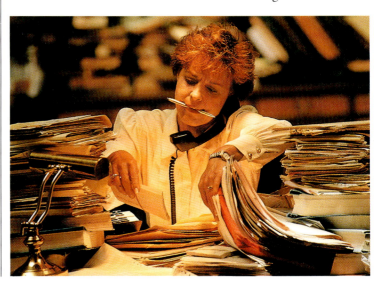

Streß ist nicht nur Verursacher von Herz-Kreislauf-Erkrankungen. Nicht kanalisierter und abgebauter Streß hat auch Auswirkungen auf den Cholesterinspiegel.

Ernährungsgewohnheiten und anderen äußeren Einflüssen – zu einem Anstieg von LDL im Blut. Hohe Cholesterinwerte können aber auch die Folge einer bestimmten Erkrankung sein, z. B. einer Unterfunktion der Schilddrüse oder krankhafter Störungen der Gallenwege. Außerdem nimmt der Cholesterinspiegel im Blut im Laufe eines Lebens zu, weshalb ältere Menschen häufiger Cholesterinprobleme haben als jüngere. Auch leiden Männer häufiger an Hypercholesterinämie als Frauen.

Auch Streß – ein an sich ganz natürlicher Vorgang – kann für den Körper eine Belastung werden, wenn er nicht verarbeitet werden kann. Die vom Körper u. a. in Form von Fetten bereitgestellte Energie wird nicht verbraucht und zirkuliert unbenötigt im Blut. Ärger aus dem Weg zu gehen ist zwar nicht immer leicht, aber man kann lernen, damit umzugehen. Gute Möglichkeiten bieten hierzu verschiedene Entspannungstechniken wie z. B. autogenes Training, Yoga oder Atemübungen.

Was bewirkt Arteriosklerose?

Die Verengung der Blutgefäße beginnt genaugenommen bereits mit dem Tag der Geburt. Verschiedenste Faktoren, wie z. B. die natürliche Alterung unserer Zellen und die genetische Veranlagung, beeinflussen das Fortschreiten der Gefäßverengung. Meist erst nach vielen Jahren – häufig in der zweiten Lebenshälfte – spürt der eine oder andere die Folgen dieser physiologischen Veränderung, die durch mangelnde Bewegung, einseitige Ernährungsweise und verschiedene psychische Faktoren noch beschleunigt werden kann.

Die Folgen von Arteriosklerose können erhebliche Durchblutungsstörungen in Armen und Beinen sowie dem Gehirn sein. Darüber hinaus kann der erhöhte Blutdruck zu schwerwiegenden Erkrankungen des Herzens, der Nieren, der Augen und der Hirnregion führen.

Hohes Cholesterin: Mit Arteriosklerose ist es nicht getan. Auch Herz, Nieren, Augen und Gehirn können betroffen sein.

*Ein Herzinfarkt ist eine Folge-
erscheinung von beständig erhöhtem
Cholesterinspiegel: Die blaue Zone
zeigt schematisch den angegriffenen
Bereich an.*

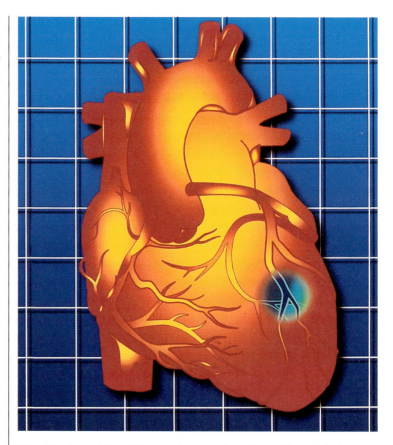

**Durch die zunehmende
Verengung der Blutgefäße
erhalten unsere Organe und
Zellen weniger Blut, das mit
Sauerstoff und Nährstoffen
angereichert ist. Sie nehmen
langfristig Schaden. Bildet
sich zudem noch ein
Blutgerinnsel (Thrombus) in
einem der Organe, kann dies
im schlimmsten Fall sogar
zum Tode führen.**

Ein Gerinnsel im Herzen löst meist einen Herzinfarkt aus, da durch den Verschluß der Blutgefäße die Sauerstoffzufuhr zum Herzen unterbrochen wird. Das Herzgewebe stirbt innerhalb weniger Minuten ab. Je nach Schwere des Infarktes ist die Leistung des Herzens eingeschränkt. Derartige Infarkte durch Blutgerinnsel können jedoch auch im Gehirn oder in der Niere vorkommen. Durch den Verschluß zuführender, lebenswichtiger Blutgefäße zu diesen Organen wird die Versorgung gestört, was einen Schlaganfall im Gehirn oder lebensgefährliche Nierenschäden zur Folge haben kann. Sind die feinen Arterien des Auges betroffen, kann ein Blutgerinnsel zur massiven Beeinträchtigung der Sehkraft führen.

Weitere Ursachen für Arteriosklerose

Zuviel Cholesterin im Blut ist aber nur einer von vielen verschiedenen möglichen Faktoren, die zur Verengung der Blutgefäße führen.

Daneben sind erbliche Komponenten, die Höhe der täglichen Zufuhr an Neutralfetten, die Ernährung im allgemeinen, die Häufigkeit der sportlichen Betätigung sowie andere Erkrankungen wie Diabetes mellitus, Bluthochdruck, die Lebensweise (Rauchen, Alkohol), ebenso zu berücksichtigen wie Alter, Geschlecht und Gewicht.

Zur Vorbeugung von Arteriosklerose sollten also alle Faktoren gleichermaßen beachtet werden. Wenn Ihr Arzt einen erhöhten Cholesterinspiegel im Blut festgestellt hat, sollten Sie Ihre momentane Lebensweise überdenken und hier ansetzen, um Veränderungen herbeizuführen.

Gesunde Lebensweise: beste Vorbeugung gegen Arteriosklerose.

Erste Anzeichen rechtzeitig erkennen

Um Risikofaktoren wie Bluthochdruck, Blutfettwerte, Blutzucker und Herzstörungen rechtzeitig zu erkennen und so früh wie möglich auszuschalten, bieten die gesetzlichen Krankenkassen seit 1989 jedem Versicherten eine Untersuchung zur Früherkennung von Krankheiten an: Den Gesundheits-Check-up. Dieser Check-up steht jedem Versicherten ab dem 36. Lebensjahr im Abstand von zwei Jahren zu. Ziel dieser Vorsorgemaßnahme ist es, Risiken frühzeitig zu erkennen. Sie umfaßt vier wesentliche Teile:

Durch Routineuntersuchung dem Feind auf der Spur: Bluthochdruck, Blutfettwerte, Blutzucker und Herzstörungen.

1 Erhebung der Krankengeschichte, eine ausführliche Untersuchung und ein ärztliches Gespräch über Krankheitsrisiken
2 Blutabnahme zur Bestimmung des Blutzuckers, des Cholesterinspiegels, eines bestimmten Nierenwertes, des Kreatinins, und der Harnsäure zur Beobachtung der Gichtkrankheit

3 Urinuntersuchung

4 Ein Elektrokardiogramm (EKG) zur Bestimmung von Herzstörungen, sofern aus den ersten drei Untersuchungen Hinweise darauf deuten.

Anschließend wird der Patient vom Arzt über die Ergebnisse der Untersuchung informiert und bei Krankheit oder Risiken über sinnvolle Behandlungsmöglichkeiten aufgeklärt.

Vorbeugende Maßnahmen

Neben einer gesunden und bewußten Ernährung, die in einem späteren Kapitel noch ausführlich behandelt wird, möchte ich Ihnen folgende Empfehlungen ans Herz legen. Sie erreichen damit eine ausgeglichene Cholesterinbilanz.

Senkung der Risikofaktoren

Am wichtigsten ist die Senkung der Risikofaktoren. Rauchen, chronischer Alkoholkonsum, Übergewicht sowie Stoffwechselkrankheiten, wie z.B. Diabetes mellitus oder Fettstoffwechselstörungen, können einen ohnehin erhöhten Cholesterinspiegel in hohem Maß negativ beeinflussen. Eine gesunde Lebensweise sowie eine ausreichende Versorgung der bestehenden Erkrankungen bewirken oft schon den Verzicht auf eine zusätzliche medikamentöse Behandlung des erhöhten Cholesterins.

Streß meiden

Versuchen Sie eine positive Einstellung zu Ihrem Leben und Ihrer Umwelt zu bekommen, dann läuft alles wie von selbst. Denn: Psychischer Streß, der sich in Herzklopfen, Schweißausbrüchen oder Magenschmerzen bemerkbar macht, ist Gift für unseren Fettstoffwechsel und unser Herz.

Im Einklang mit sich zu sein heißt auch, sich im Einklang mit seinem Stoffwechsel zu befinden. Nutzen Sie deshalb das große Angebot der Krankenkassen, und nehmen Sie an Kursen wie autogenem Training, Meditation oder Tai Chi teil. Das ist günstig und dem allgemeinen Wohlbefinden sehr dienlich.

Ein sehr wirkungsvolles und angenehmes Mittel gegen Streß ist das Erlernen von autogenem Training oder anderen meditativen Entspannungsformen.

Sport bringt Bewegung in den Cholesterinspiegel

Sport hat äußerst positive Auswirkungen auf die Cholesterinbilanz. Erstens wird das Verbrennen von Körperfetten, u. a. des »schlechten« LDL-Cholesterins, gefördert und zweitens das HDL-Cholesterin vermehrt zur Verfügung gestellt. Somit ist Sport gleich doppelt wirksam: Der LDL-Cholesterinspiegel im Blut sinkt, und die HDL-Konzentration steigt an. Geeignet sind Ausdauersportarten wie z. B. Radfahren, Laufen, Schwimmen, Tanzen oder Skilanglauf. Die Sportart sollte Spaß machen, regelmäßig ausgeübt und der körperlichen Konstitution und Kondition angepaßt werden. Steigern Sie die Trainingseinheiten nur ganz allmählich, anfangs genügen 20 bis 30 Minuten Sport wöchentlich. Später sollten Sie dann zwei- bis dreimal in der Woche trainieren. Gegebenenfalls sprechen Sie sich mit Ihrem Arzt ab.

Um sich nicht körperlich zu überfordern, aber dennoch einen Trainingserfolg zu erzielen, ist es sinnvoll und notwendig, die Pulsfrequenz zu überwachen. Hierzu eignen sich entsprechende Meßuhren, die unproblematisch anzubringen und z. B. bei Krankenkassen oder in Sportgeschäften erhältlich sind.

Das Trainieren des Herz-Kreislauf-Systems ist für die Gesundheit von enormer Bedeutung. Es bewirkt die verbesserte Sauerstoff- und Energiezufuhr jeder einzelnen Zelle.

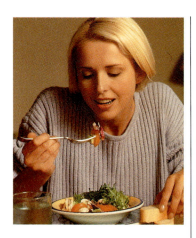

Lassen Sie sich nicht von den unzähligen Diäten verwirren: Eine ausgewogene Ernährung ist immer noch das Beste für Ihre Gesundheit.

Ernährung bei erhöhtem Cholesterin

Neben einer regelmäßigen Blutfettmessung und einer gesunden Lebensführung trägt die richtige Ernährung wesentlich zur Senkung des Cholesterinspiegels bei. Eine ganze Reihe wichtiger Faktoren in unserer täglichen Ernährung können unseren Cholesterinspiegel positiv, aber auch negativ beeinflussen. Übergewicht, Streß, Bewegungsmangel und Alkohol sind die großen Feinde unseres Herz-Kreislauf-Systems. Dennoch müssen Menschen mit erhöhtem Cholesterin im Blut nicht auf liebgewonnene Gewohnheiten verzichten. In den nächsten Kapiteln erfahren Sie die wichtigsten Tips für eine cholesterinarme Ernährung, und Sie werden sehen: Es ist gar nicht schwer, sich richtig zu ernähren.

Die Fitneßpyramide

Die Fitneßpyramide stellt das Grundprinzip einer vitalen Ernährung dar. Sie enthält alle wichtigen Nahrungskomponenten in unterschiedlicher Gewichtung und bildet mit ihren einzelnen Stufen den Rahmen für eine cholesterinfreundliche Ernährung.

Leicht und verständlich

Eine regelmäßige Blutfettuntersuchung, eine gesunde Lebensführung und eine vitaminreiche Ernährung begünstigen einen ausgewogenen Cholesterinspiegel.

Bisher bezogen sich Ernährungsempfehlungen immer auf die relative Zusammensetzung aus den Hauptnährstoffen Kohlenhydrate, Fett und Eiweiß. Lebensmittel können jedoch nicht so einfach eingeteilt werden, da sie meist aus einer Mischung aller drei Komponenten bestehen. Die Fitneßpyramide enthält alle wichtigen Hauptnährstoffe in den richtigen Relationen und gibt an, für welche Bereiche die einzelnen Lebensmittelgruppen von Wichtigkeit sind.

Die einzelnen Stufen der Fitneßpyramide

Die größte Gruppe der Fitneßpyramide bilden Brot, Getreideprodukte, Gemüse und Gemüsesäfte. Diese Lebensmittel geben Ihnen die POWER (Kraft), die Sie den ganzen Tag über fit hält, und sorgen für eine gute Verdauung. Aus dieser Gruppe sollten Sie mengenmäßig am meisten, etwa fünf bis sechs Portionen, verzehren.

Das sogenannte BUILDING (Aufbau) bildet die nächste Stufe, die sich aus Fleisch, Milch und Milchprodukten, Fisch und Eiern zusammensetzt. Diese Nahrungsmittel werden für den Muskel- und Knochenaufbau und für den reibungslosen Ablauf Ihres Stoffwechsels benötigt. Aus dieser Gruppe wählen Sie bitte täglich zwei bis drei Portionen aus.

Obst und Obstsäfte sorgen für die notwendige PROTECTION (Schutz) Ihrer Zellen und halten Ihren Stoffwechsel auf Trab. Durch die schnelle Verfügbarkeit des Fruchtzuckers sind Sie für Streßsituationen bestens gewappnet. Täglich mindestens zwei Portionen verzehren!

ENERGY (Energie) liefern die Fette und Öle, die in einer ausgewogenen Ernährung unentbehrlich sind. Sie gewährleisten die Versorgung mit fettlöslichen Vitaminen und sind wichtige Aromaträger.

Die Vitalstoffe sind in den kleinen Dingen ganz groß: Durch ihren hohen Vitamin- und Mineralstoffgehalt ergänzen sie die tägliche Ernährung optimal und könnten auch als Nahrungsergänzungsstoffe bezeichnet werden. Sie enthalten bioaktive Stoffe, die Ihren Körper vor Infekten bewahren, steigern die Konzentration und fördern die Verdauung. Samen, Sprossen, Kräuter und Nüsse geben Ihnen zusätzlich die VITALITY (Vitalität), die Sie für den ganzen Tag brauchen.

Im Gegensatz zu den westlichen Ländern wird das Prinzip der Fitneßpyramide in Asien in ähnlicher Form schon seit Jahrhunderten angewandt. Beim Essen werden viele unterschiedlich zusammengesetzte Speisen auf kleinen Tellern gereicht. So erhält der Körper in Maßen alles, was er braucht.

Stufen der Fitneßpyramide

Pyramidenstufe	Aufbau	Wirkung
MINERALS	Mineralstoffe Spurenelemente wie Kalzium, Kalium, Kupfer	Hohe Mineralstoffdichte Notwendig für funktionale Ernährung
VITALITY	Vitalstoffe Samensprossen, Kräuter oder Nüsse	Vitamin- und mineralstoffreich Verdauungsfördernd Antibiotisch Konzentrationssteigernd
ENERGY	Brennstoffe Vor allem Fette und Öle	Unentbehrlicher Treibstoff Schlüssel für Vitamin-verwertung Vitamin-E-Träger
PROTECTION	Schutzstoffe Z. B. Obst und Obstsäfte für Ihren Stoffwechsel	Hohe Vitamindichte Schutzstoffe Enzymatische Wirkung
BUILDING	Aufbaustoffe Z. B. Fleisch, Milch, Milchprodukte, Fisch und Eier	Hochwertiges Eiweiß Vitamine der B-Gruppe und Eisen Reich an Kalzium, Lezithin Omega-3-Fettsäuren
POWER	Kraftstoffe Z. B. Getreideprodukte, Brot, Gemüse und Säfte	Leistungs- und konzentrationssteigernd Verdauungsfördernd Konstanter Blutzuckerspiegel Vitamin- und mineralstoffreich

Mineralwasser weist die höchste Mineralstoffdichte auf und versorgt Ihren Körper mit notwendigen MINERALS (Mineralstoffen und Spurenelementen). Da der Mensch zu 60 Prozent aus Wasser besteht, ist eine tägliche Wasserzufuhr von ca. zwei bis drei Litern notwendig. Wasser mit sehr hohem Sulfatgehalt (mindestens 1600 Milligramm pro Liter) wirken sich positiv auf eine Senkung des Cholesterinspiegels aus.

In der Wochenbilanz muß es stimmen!

Da es aufgrund vieler Umstände (Beruf, Reisen, Schule) nicht immer ganz leicht ist, sich entsprechend der Fitneßpyramide zu ernähren, sollte man regelmäßig zum Wochenende oder bei abweichendem Arbeitsrhythmus zu Beginn jeder Freizeitphase überlegen, welche Lebensmittel bevorzugt gegessen wurden, und in der Wochenbilanz vernachlässigte Nahrungsfette ergänzen.

Die gemischte Kost macht´s!

Eine Mischkost, bei der Fleisch, Gemüse, Brot, Getreide, Obst, Milch und Milchprodukte enthalten sind, versorgt Sie ideal mit den wichtigsten Nährstoffen und gewährleistet, daß die Nährstoffe auch optimal vom Körper aufgenommen werden.

Tierische Produkte wie Milch und Milchprodukte, Fleisch, Fisch und Eier enthalten viele Vitamine, Mineralstoffe und lebenswichtiges Eiweiß.

Fleisch versorgt den Körper zudem optimal mit dem Spurenelement Eisen, das besonders wichtig für die Blutbildung und das Immunsystem ist. Außerdem fördert Fleisch die Aufnahme von Eisen, Zink, Selen und Vitamin A aus pflanzlichen Lebensmitteln in den Organismus und gewährleistet somit eine gute Versorgung mit lebensnotwendigen Vitaminen und Mineralstoffen.

Schon im alten China hieß es: »Nahrung sei deine Medizin!« Sorgen Sie deshalb das ganze Jahr über für eine ausgewogene Ernährung. So läßt sich mancher Gang zum Arzt ersparen.

Mit Obst und Gemüse bekommen Sie sicher keine Probleme mit Ihrem Cholesterinspiegel.

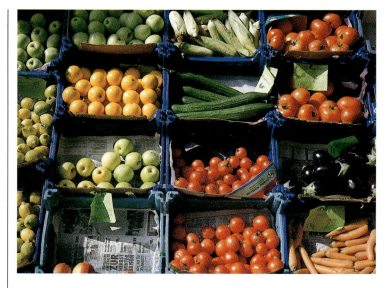

Aus einer gesunden Ernährung sind aber auch pflanzliche Lebensmittel nicht wegzudenken, und Sie sollten sie deshalb vielfältig und am besten täglich in Ihren Ernährungsplan einbauen.

Pflanzliche Lebensmittel, wie z. B. Gemüse, Obst, Getreide und Kräuter, enthalten viele Vitamine und Mineralstoffe und sorgen durch ihren hohen Ballaststoffgehalt für eine gute Verdauung.

Mit Mischkost und schonender Vor- und Zubereitung nehmen Sie alle Nährstoffe auf.

Auf das richtige Verhältnis kommt es an!

Damit Sie sich die Mengenverhältnisse der einzelnen Fitneßstufen besser vorstellen und sich Ihren Tagesplan danach ausrichten können, wurde die tägliche Nährstoffbilanz zusätzlich prozentual erfaßt.

- POWER (Kraftstoffe): 55 Prozent
- BUILDING (Aufbaustoffe): 30 Prozent
- PROTECTION (Schutzstoffe): 10 Prozent
- ENERGY (Brennstoffe): 5 Prozent

- Vitality (Vitalstoffe) sind Nahrungsergänzungsstoffe und brauchen somit prozentual nicht erfaßt werden.
- Minerals (Mineralstoffe) sollten täglich über Mineralwasser zugeführt werden.

Genießen erlaubt!

Auch eine gesunde Ernährung macht nur Spaß, wenn sie schmeckt und der Genuß nicht auf der Strecke bleibt.

Bei einer richtigen Ernährungsweise müssen Sie letztendlich auf nichts verzichten. Nur auf das »Wieviel« und »Wie oft« kommt es an.

Nehmen Sie sich auch viel Zeit zum Essen. Bereiten Sie sich Ihr Gericht nach Möglichkeit liebevoll zu, und setzen Sie sich an einen schön gedeckten Tisch zum Essen.

Vergessen Sie neben allen gut gemeinten Ernährungsratschlägen bitte nicht, daß zu einer gesunden Lebensweise neben einer ausgewogenen Ernährung auch ausreichend Bewegung gehört.

Erlaubt ist alles, was schmeckt, solange auf eine ausgewogene und richtige Zusammensetzung der Nahrung geachtet wird.

Grundsätze zur Cholesterinsenkung

Um erhöhtes Cholesterin zu senken, muß nicht unbedingt zu Tabletten gegriffen werden. Medikamente werden in der Regel erst dann eingesetzt, wenn sich trotz konsequenter Ernährung, des Erreichens des Normalgewichts und gesunder Lebensweise nach drei bis sechs Monaten die Cholesterinwerte nicht senken lassen. Und selbst dann, wenn die Einnahme von Medikamenten notwendig sein sollte, ist es sinnvoll, sich zusätzlich cholesterinbewußt zu ernähren, da dadurch die Tablettenmenge gesenkt und mögliche Nebenwirkungen reduziert werden können. Folgende Grundsätze sollten nicht nur von Menschen mit erhöhtem Cholesterin beachtet werden.

1. Übergewicht senken!

Übergewicht treibt den Cholesterinspiegel nachweislich in die Höhe. Deshalb ist es ratsam, überflüssige Pfunde loszuwerden, um zwei Fliegen mit einer Klappe zu schlagen. Durch eine Gewichtsnormalisierung sinken neben einem erhöhten Cholesterinspiegel im Blut auch andere Risikofaktoren für Herz-Kreislauf-Erkrankungen, die durch das Übergewicht möglicherweise entstanden sind: Bluthochdruck, Diabetes mellitus oder Gicht.

Nahrungsmittel zur Energiegewinnung

Übergewicht entsteht in erster Linie, indem man mehr Energie – also Nahrungsmittel – zu sich nimmt, als der Körper für seine Existenz und Funktionen verwerten kann. Jeder Nährstoff erfüllt hierbei unterschiedliche Aufgaben: Eiweiß ist für den Aufbau von Körpersubstanzen und -strukturen notwendig, während Kohlenhydrate in erster Linie für die Energieversorgung des Gehirns benötigt werden. Fett dient als Baustoff und zur Elastizität unserer kleinsten Bauteile –

Um einen wirklichen Erfolg bei einer geplanten Gewichtsreduktion zu erreichen, sind ausreichende Informationen, Gespräche mit einem Arzt oder einer Ernährungswissenschaftlerin und Ausdauer Grundvoraussetzung. Auf diese Weise abnehmen heißt gesund abnehmen. Überdies schlagen Sie zwei Fliegen mit einer Klappe, da die Gewichtsabnahme dem Organismus in vielfacher Weise zugute kommt.

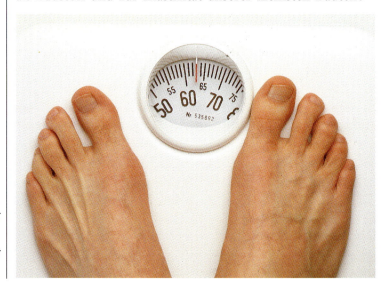

Wenn Sie abnehmen wollen, dann stellen Sie sich zuerst mental darauf ein: Lassen Sie das tägliche Wiegen sein, und konzentrieren Sie sich auf Ihre Ernährungsumstellung.

der Zellen -, stellt benötigte Energie bereit und sorgt u.a. dafür, daß fettlösliche Vitamine aufgenommen und verwertet werden können.

Wann spricht man von Übergewicht?

Eine simple Methode zur Berechnung des Normalgewichts kennen Sie sicherlich: Körpergröße in Zentimetern minus 100 ergibt das Normalgewicht. Sie gibt Ihnen einen groben Hinweis, ob Ihre Waage zuviel oder zuwenig anzeigt.

Mehr als zehn Prozent über dem Normalgewicht kann bereits zu Erkrankungen des Herz-Kreislauf-Systems führen. Übergewichtige sollten daher versuchen, mit einer ausgewogenen Ernährung Kalorien einzusparen und somit langfristig an Gewicht zu verlieren. Etwa 1200 Kalorien pro Tag sind für eine langsame, aber dauerhafte Gewichtsabnahme geeignet.

Abnehmen – leicht gemacht!

Für den Fall, daß Sie ein paar Pfunde verlieren möchten, zwölf Tips, die Ihnen den Weg zum Ziel leichter machen!

Tip 1 Diätverzicht

Ganz wichtig: Lassen Sie sich nie mehr von einer Blitz- oder Wunderdiät verführen. Alle Diäten mit dem Motto »Zehn Pfund in zehn Tagen« sind meist einseitig, schwemmen nur Körperwasser aus und programmieren den Mißerfolg vor.

Tip 2 Geduld

Außerdem klingt »Zehn Pfund in zehn Tagen« nur zunächst gut. Wirklichkeitsnäher sind ein bis zwei Pfund in der Woche, das sind gut 10 bis 20 Kilogramm im halben Jahr. Diese Geduld müssen Sie aufbringen, sonst schaukeln Sie auf der Waage wie ein Jo-Jo nach unten und um so schneller wieder nach oben. Geduld heißt auch, daß Sie nicht dreimal am Tag auf die Waage steigen, alle zwei Tage genügt vollkommen.

Es ist nicht damit getan, sich über eine gewisse Zeit durch eine selbstverordnete Diät zu kasteien. Denn der aufgestaute Heißhunger nach der Diät sorgt wieder für eine sofortige Zunahme. Darüber hinaus setzt man sich unfreiwillig einer enormen Streßsituation aus, die sich negativ auf das persönliche Befinden auswirkt. Reizbarkeit, Unkonzentriertheit oder Infektanfälligkeit sind die Folge. Diät hingegen sollte heißen: gesunde Lebensführung.

Bewußt essen heißt auch, sich eine angenehme und entspannte Atmosphäre zu schaffen. Sie sollten sich während der Mahlzeit Zeit nehmen und genießen. Zeitschriften, Bücher und Fernseher stören nur und lenken ab. Denn wer merkt schon mitten im spannenden Krimi, daß er eigentlich schon längst satt ist?

Tip 3 Essen

Wer Appetit hat, sollte sofort essen! Aber nicht wahllos und auch nicht jedes beliebige Lebensmittel. Gesunde Appetitzügler sind: heiße Brühe, ein Glas Milch, Vollkornbrotbissen, Salat, Gurken, Möhren, Tomaten, Radieschen. Lebensmittel mit viel Volumen und wenig Kalorien sind genau richtig für den Heißhunger zwischendurch.

Tip 4 Abwarten

Während der Abnahme wird nichts mehr gegessen, wenn kein Appetit verspürt wird. Das klingt auf Anhieb logisch. Aber überprüfen Sie genau, ob Sie nicht gelegentlich doch essen, einfach aus Gewohnheit, z. B zur Kaffeezeit. Diese Regel ist einfach einzuhalten: Ohne Appetit kein Essen!

Tip 5 Verbotsliste

Essen Sie nur das, was Ihnen schmeckt! Das erscheint selbstverständlich, ist es aber nicht. Manche selbst erdachten Diätvorschriften enthalten viele Nahrungsmittel, die man eigentlich gar nicht mag. Die köstlichen Sachen stehen alle auf der

Gefahrenmoment einer jeden gesunden Ernährungsform ist der nächtliche Überfall auf den Kühlschrank. Gönnen Sie sich lieber gelegentlich ein Stück Schokolade, das Sie dann langsam und mit Genuß essen - vor allem aber ohne schlechtes Gewissen.

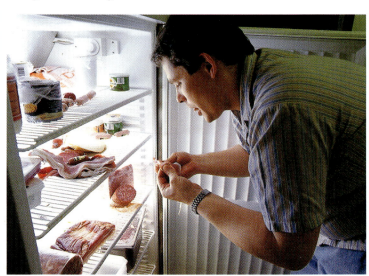

Verbotsliste. Wer so abnehmen will, bricht ganz sicher bald aus. Also, vergessen Sie alle Verbote, denn Ihre Diät muß lecker sein, damit Sie durchhalten.

Tip 6 Risikozone
Der Supermarkt wird zur Risikozone ersten Grades erklärt. Zum einen wegen der leckeren Sonderangebote (zehn Tafeln Schokolade für DM 9,98 sind wahrlich preiswerte 6300 Kalorien) und zum anderen wegen der inneren Stimme: »Da kann ich einfach nicht widerstehen.« Nur ein genauer Einkaufszettel hilft hier, den tausend Verlockungen zu widerstehen. Und das muß sein, weil es sicher ist. Was eingekauft wird, wird heute oder morgen auch verspeist.

Tip 7 Vorbremsen
Eine heiße Brühe vor der warmen Mahlzeit, ein Salatteller vorweg, ein kleiner Apfel, eine rohe Karotte oder Kohlrabi zum Knabbern oder ein Glas Magermilch sorgen ohne viele Kalorien für eine intensivere Sättigung danach. Und das ist es doch, was Sie wollen: gesättigt vom Tisch aufstehen, ohne Magendruck und Völlegefühl, mit Motivation, Leistungsfähigkeit und wenigen Kalorien.

Tip 8 Vorratsfalle
Kein Warenlager mit Vorräten anlegen! Natürlich gibt es hundert gute Gründe für den Vorrat, aber es gibt nur ein einziges, aber ausschlaggebendes Argument gegen den Vorrat: Vorräte im Haus sind eine Falle, die man sicher für sich selber aufstellt und in die man dann prompt hineintappt. Nur die Tiefkühltruhe darf etwas voller sein. Denn: Spontanen Appetit wird man nicht mit Tiefkühlkost befriedigen.

Tip 9 Langsam essen
Das Sättigungsgefühl kommt abgeschwächt und zeitlich verzögert. Darum heißt die Gegenmaßnahme: Langsam essen,

Will ich was im Haus haben für die Kinder, für den Überraschungsgast oder nur für mich selbst? Diese Frage sollten Sie ganz für sich ehrlich beantworten, um dann die häusliche Vorratshaltung richtig bewerten zu können.

damit sich das Sättigungsgefühl einstellen kann und somit Ihr Hungergefühl abgeschwächt wird! Die Sättigung wird nämlich im allgemeinen meist erst nach ca. 15 bis 20 Minuten erreicht. Eine andere Möglichkeit wäre, kleine Bissen zu sich zu nehmen und immer wieder kurze Pausen dazwischen einzulegen.

Tip 10 Restefalle

Bei den Hauptmahlzeiten darf der Eßtisch nicht überladen werden. All die köstlichen Speisen auf dem Tisch verstärken den Appetit, laden daher ein zum Zufassen. Die Reste sind ein Problem, denn sie verlangen immer, daß sich jemand opfert. Dieses Opfer bedeutet jedoch Kalorien.

Unser Vorschlag: Servieren Sie Tellergerichte! In der Küche anrichten, schön garnieren und dann aber nur diesen Teller auf den Tisch bringen. Manche verwenden mit Erfolg einen kleineren Teller, der dann gut gefüllt aussieht. Denn das Auge ißt bekanntlich mit.

Mißerfolge sind keine Schwäche, aber Erfolge sind Ihre persönliche Leistung! Und wenn es Ihnen gelungen ist, über einen längeren Zeitraum anstatt der Torte frisches Obst zu essen, sollten Sie sich ruhig belohnen. Setzen Sie sich Etappenziele, und wenn Sie diese erreicht haben, dann schenken Sie sich etwas. Das spornt an.

Tip 11 Kummerspeck

Die Seele verlangt häufig auch nach Nahrung. Der Volksmund spricht vom Kummerspeck. Dieses Problem ist nicht einfach lösbar. Aber eines ist sicher richtig, wenn die Gemütsverfassung die Diät außer Kraft setzen will: Nicht versuchen, jetzt erst recht standhaft zu bleiben! Dann schaukeln sich die Gedanken ans Essen hoch, der seelische Druck wird immer heftiger, und schließlich bricht sich das Bedürfnis nach Essen seine Bahn. Hier heißt unser Ratschlag: Der Klügere gibt nach! Essen Sie in solchen Situationen! Sorgen Sie – falls Sie öfter unter solchem Streßappetit leiden – vor, indem Lebensmittel mit wenig Kalorien greifbar sind.

Tip 12 Belohnung

Seien Sie nett zu sich. Belohnen Sie sich. Abnehmen ist keine Selbstverständlichkeit, sondern eine schwere Aufgabe, die

Sie sich zumuten, aber auch zutrauen. Sagen Sie sich, wie gut Sie sind, wenn Sie Ihr Eßverhalten ändern. Mindestens einmal am Tag. Mißerfolge werden auftreten, aber das ist normal. Wenn Sie dennoch weitermachen, dann ist das Ihre große Stärke. Bedenken Sie immer: Mißerfolge sind keine Schwäche, aber Erfolge sind Ihre persönliche Leistung!

2. Fettzufuhr einschränken!

Die Fettaufnahme beträgt in Deutschland häufig mehr als 130 Gramm pro Tag – nach den Empfehlungen der Deutschen Gesellschaft für Ernährung sind ca. 60 Gramm Fett pro Tag völlig ausreichend. Alles, was über den Bedarf hinausgeht, wird in den Fettdepots gespeichert und führt langfristig zu Übergewicht. Außerdem führt eine hohe Fettzufuhr über die Ernährung zu hohen Blutfettwerten, u.a. zu erhöhtem Cholesterin, das sich bei einem Überangebot im Körper auch leicht an den Blutgefäßen festhängt und nach und nach zur Verengung dieser Gefäße führen kann.

Neueste Studien brachten Überraschendes zutage: Im »Reich der Mitte«, dem bevölkerungsreichsten Land dieser Welt, leiden zunehmend mehr und mehr Chinesen an Übergewicht. Ein Zustand, der noch vor wenigen Jahren undenkbar gewesen wäre.

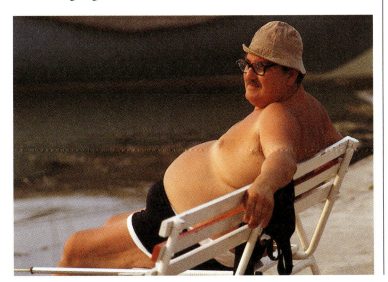

So wichtig Fett auch für unseren Stoffwechsel ist, zuviel ist einfach zuviel. Bedenken Sie, schon in einer Bratwurst oder einer Tafel Schokolade nehmen Sie die Hälfte der täglich benötigten Fettration zu sich.

29

Insbesondere Fischarten wie Makrele, Lachs und Hering sind reich an Omega-3-Fettsäuren, die nicht nur Arteriosklerose vorbeugen, sondern auch allgemein entzündungshemmend wirken.

Während überschüssiges Fett im Fettgewebe von Bauch, Hüften und Po gespeichert wird, zeigen neueste wissenschaftliche Erkenntnisse: Kohlenhydrate werden im Körper nur selten in Fett umgewandelt. Zudem verfügt unser Körper über eine Sättigungsgrenze, die beim Verzehr von Kohlenhydraten schneller eintritt als beim Genuß von Fettkalorien. Diese mogeln sich eher an dieser Barriere vorbei.

Gesättigte Fettsäuren – Gefahrenquelle für den Cholesterinspiegel

Fettreiche Lebensmittel liefern häufig auch hohe Cholesterinmengen. Es sind vor allem die gesättigten Fettsäuren, die unseren Cholesterinspiegel in die Höhe treiben. Diese sind in erster Linie in tierischen Produkten, wie z. B. Fleisch, Eiern, Milch und Milchprodukten, zu finden. Zwar sind nicht alle tierischen Fette auch cholesterinerhöhend. Da jedoch der Großteil der gesättigten Fettsäuren bei den sogenannten Respondern einen Anstieg an Cholesterin im Blut bewirken, sollten diese Lebensmittel eingeschränkt bzw. den mageren Sorten Vorrang gegeben werden. Achten Sie vor allem auf die versteckten Fette in Lebensmitteln. Nicht nur sichtbare Fette, z. B. der Fettrand an Schinken oder Streichfette, erhöhen den Cholesterinspiegel, auch die unsichtbaren Fette in Kuchen, Wurstwaren, Käse und Süßigkeiten beinhalten häufig hohe Mengen an gesättigten Fettsäuren.

Unter den tierischen Lebensmitteln gibt es jedoch eine Ausnahme: Fische enthalten nur wenig gesättigte Fettsäuren, sind dafür aber reich an Omega-3-Fettsäuren, denen eine Schutzwirkung gegen Arteriosklerose nachgesagt wird und die keinen negativen Effekt auf den Cholesterinspiegel ausüben. Ein Tip: Bevorzugen Sie eher kurzlebige Meeresfische wie Hering, Kabeljau oder Makrele als langlebige Fischsorten, wie Hai oder Heilbutt, da sich in kurzlebigen Fischen weitaus weniger Schwermetalle ablagern.

Fett- und Cholesterinwerte verschiedener Nahrungsmittel

Nahrungsmittel pro 100 g	Fett in g	Cholesterin in mg
Aal, geräuchert	33	195
Blätterteiggebäck	33	95
Bockwurst	25	96
Bratwurst	28	84
Butter	83	240
Butterschmalz	99,8	285
Cervelatwurst	43	94
Chips	36	0
Crème fraîche, 30 % Fett	31	109
Croissant	26	25
Currywurst	24	72
Doppelrahmfrischkäse 60 % F. i. Tr.	32	103
Erdnüsse, geröstet	49	0
Erdnußflips	35	0
Gänseschmalz	99,5	103
Gelbwurst	33	68
Schnittkäse, halbfest, 45 % F. i. Tr.	26	67

Absolutes Muß:
viele Ballaststoffe essen (Obst, Salat, Rohkost, Gemüse, Vollkornprodukte). Sie binden die Verdauungssäfte und helfen, die cholesterinerhöhenden Fettsäuren auszuscheiden.

Fett- und Cholesterinwerte verschiedener Nahrungsmittel

Nahrungsmittel pro 100 g	Fett in g	Cholesterin in mg
Hartkäse, 45 % F. i. Tr.	30	75
Haselnüsse	662	0
Kalbfleischwurst	22	72
Kalbsleberwurst	42	169
Leberkäse	30	82
Mandeln	51	0
Mascarpone	48	138
Mettwurst	45	91
Mortadella, deutsch	23	77
Nuß-Nougat-Creme	31	0
Nußschokolade	32	1
Salami	50	117
Schinkenwurst	23	77
Schlagsahne, 30 % F. i. Tr.	21	109
Schmelzkäse, 45 % F. i. Tr.	21	48
Schokolade, halbbitter	30	0
Schokolade, zartbitter	32	0
Schweinebauch	30	63

Oft sind es die unsichtbaren Fette, wie z. B. in Wurstwaren und Süßigkeiten, die hohe Mengen an gesättigter Fettsäure beinhalten.

Fett- und Cholesterinwerte verschiedener Nahrungsmittel

Nahrungsmittel pro 100 g	Fett in g	Cholesterin in mg
Sonnenblumenkerne	49	0
Teewurst	37	86
Vollmilchschokolade	30	2
Walnüsse	63	0
Weichkäse, 45 % F. i. Tr.	22	54
Wiener Würstchen	25	65

Sparen Sie Fett schon bei der Zubereitung: Verwenden Sie wenig Öl oder Butter beim Anrichten. Nehmen Sie Joghurt statt Mayonnaise, und essen Sie Salzkartoffeln anstelle von Pommes frites.

Sie können jedoch nicht nur bei der Auswahl, sondern auch bei deren Zubereitung Fett sparen. Hier ein paar nützliche Tips, wie Sie dem Fett auf den Leib rücken können:

● Gehen Sie sparsam mit Öl, Butter oder Margarine um. Ein Eßlöffel hat bereits 140 Kilokalorien.

● Bereiten Sie sich Ihren Salat anstatt mit Mayonnaise mit Joghurtsaucen zu.

● Kartoffeln werden erst dann zu Dickmachern, wenn sie mit viel Fett zu Bratkartoffeln, Pommes frites oder Kroketten zubereitet werden.

● Frisches Gemüse schmeckt am besten, wenn es in wenig Butter oder Margarine mit etwas Gemüsebrühe auf den Biß gedünstet ist.

● Benutzen Sie zum Braten von Fleisch wenn möglich beschichtete Pfannen; reiben Sie das Kochgeschirr ggf. mit einem ölgetränkten Tuch aus.

● Verwenden Sie zum Garen vorwiegend fettarme Methoden wie Dünsten mit wenig Brühe, Garen in der Folie oder Grillen.

- Schneiden Sie sichtbares Fett von Fleisch, Geflügel oder Schinken weg.
- Legen Sie das Fleisch statt in Öl beispielsweise in Buttermilch ein.
- Genießen Sie Ihr Schnitzel ohne Panade.
- Schöpfen Sie sichtbares Fett von erkalteten Saucen, Suppen oder Eintöpfen ab.
- Ersetzen Sie Sahnesaucen mit etwas Milch oder zehnprozentiger Kaffeesahne.

Sie werden die küchentechnische Fettersparnis, die nicht zu unterschätzen ist, bald an Ihrem Gewicht und/oder an Ihren Blutwerten spüren.

Fettersparnis in der Küche unterstützt das bewußte Eßverhalten bei Tisch. Der Erfolg wird bald an Ihrem Gewicht und an Ihren Blutwerten ablesbar sein.

3. Ausgewogene Verhältnisse

Während man früher zur radikalen Senkung von gesättigten Fettsäuren zugunsten einer Erhöhung der ungesättigten Fettsäuren riet, weiß man heute, daß ein ausgewogenes Verhältnis von gesättigten und ungesättigten Fettsäuren die ideale Mischung ergibt. Leider werden jedoch die einfach und mehrfach ungesättigten Fettsäuren in der täglichen Lebensmittelauswahl benachteiligt. Einfach ungesättigte Fettsäuren sind beispielsweise in Olivenöl und Rapsöl enthalten und tragen nachweislich zur Senkung des LDL-Cholesterins und zur Erhöhung des HDL-Cholesterins bei. Sonnenblumenöl, Distelöl, bestimmte Margarinesorten mit hohen Linolsäuregehalten, aber auch Fisch, Nüsse und Samen liefern mehrfach ungesättigte Fettsäuren, die für unseren Körper lebensnotwendig sind. Um alle Fettsäuren in ausgewogenen Mengen aufzunehmen, sollten Sie zum Braten bei hohen Temperaturen Butterschmalz (gesättigte Fettsäuren), zum Kochen und Dünsten Oliven- oder Rapsöl (einfach ungesättigte Fettsäuren) und für die kalte Küche Sonnenblumenöl oder Margarine (mehrfach ungesättigte Fettsäuren) verwenden.

4. Nahrungscholesterin reduzieren

Wenn Sie zu denjenigen Menschen gehören, die auf cholesterinhaltige Lebensmittel mit einer Cholesterinerhöhung reagieren, sollten Sie versuchen, diese einzuschränken. Hohe Cholesteringehalte in Lebensmitteln weisen meist auch einen hohen Gehalt an gesättigten Fettsäuren auf, so daß die Reduzierung von Cholesterin und gesättigten Fettsäuren in der Praxis weitgehend parallel verläuft. Das Nahrungscholesterin sollte normalerweise etwa 300 Milligramm pro Tag nicht überschreiten. Besonders cholesterinreich sind Innereien, Eigelb, Meerestiere, Vollmilch und Vollmilchprodukte sowie fettes Fleisch. Sie müssen jetzt nicht anfangen, die Cholesteringehalte verschiedener Lebensmittel auswendig zu lernen. Vielmehr sollten Sie die Gesamtfettzufuhr senken, also auf mageres Fleisch, fettarme Milch- und Milchprodukte umsteigen und den Eierverzehr auf zwei bis drei Stück pro Woche senken. Innereien sollten aufgrund der höheren Schadstoffbelastung ohnehin nur einmal in zwei Wochen auf dem Speiseplan stehen.

Mit Butterschmalz braten, mit Olivenöl kochen und dünsten. Kaltgepreßte Pflanzenöle eignen sich besonders gut für die Zubereitung, da sie aufgrund ihrer schonenden Herstellung reich an Vitaminen sind.

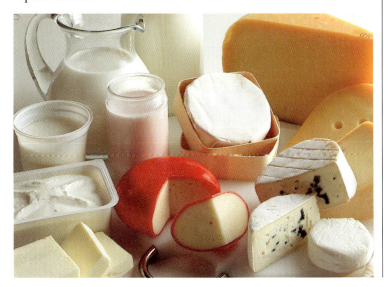

Mittlerweile sind gerade im Angebot der Milchprodukte viele fettarme Varianten zu finden.

Tips zur cholesterinarmen Ernährung

● Essen Sie nicht mehr als drei Eier pro Woche. Im Eigelb ist relativ viel Cholesterin enthalten.

● Wenn Sie ein leidenschaftlicher Kaffeetrinker sind, sollten Sie auf Instantkaffee bzw. ungefilterten Kaffee verzichten, da er unter Umständen das Cholesterin im Blut ansteigen läßt. Nach Genuß von Filterkaffee konnte kein Anstieg an Cholesterin im Blut nachgewiesen werden.

● Verwenden Sie in der kalten Küche hauptsächlich Öle mit ungesättigten Fettsäuren, z.B. Olivenöl, Sonnenblumenöl, Distelöl, Weizenkeimöl. Einfach und mehrfach ungesättigte Fettsäuren sind in der Lage, den Cholesterinspiegel zu senken.

● Innereien aller Art enthalten viel Cholesterin. Gehen Sie deshalb sehr sparsam mit Gerichten um, die Leber, Milz, Zunge, Herz, Nieren oder Bries enthalten.

● Ballaststoffe sorgen nicht nur für eine gute Verdauung, sie binden die für die Verdauung produzierten Gallensäuren, die aus Cholesterin entstehen, und scheiden sie mit dem Stuhl aus. Dadurch wird der Cholesterinspiegel gesenkt.

● In fettem Fleisch, Vollmilch und Vollmilchprodukten ist Cholesterin enthalten. Wählen Sie aus dem Lebensmittelangebot die fettärmeren Varianten aus.

Anhand der folgenden Tabelle können Sie sehr leicht erkennen, wo die Cholesterinfallen liegen und wie Sie gezielt an Cholesterin sparen können.

Innereien enthalten viel Cholesterin. Wählen Sie bei Fleisch und Vollkornprodukten immer die fettärmeren Varianten.

5. Ballaststoffe – die stillen Helfer

Da Ballaststoffe in der Lage sind, Gallensäuren zu binden und über den Darm auszuscheiden, liegt es nahe, diese in einer cholesterin- und fettarmen Kost in hohem Maße mit einzubauen. Etwa 30 bis 35 Gramm Ballaststoffe sollte die tägliche Aufnahme betragen. Ideal ist eine ballaststoffreiche Mischkost mit Getreidevollkornprodukten, Gemüse, Hül-

Cholesteringehalt (in mg) verschiedener Lebensmittel (pro 100 g)

Lebensmittel	Cholesterin	Lebensmittel	Cholesterin
Butter	240	Diätmargarine	1
Butterschmalz	285	Distelöl	0
Camembert, 45 %	62	Camembert, 30 %	20
Crème fraîche	131	Sauerrahm	37
Hähnchen mit Haut	75	Hähnchenbrustfilet	60
Hering	81	Kabeljau	50
Hummer	200	Lachs	32
Mayonnaise	57	Joghurt, 1,5 %	13
Quark, 40 %	90	Quark, 0,3 %	0
Sahne, 30 %	109	Kaffeesahne, 10 %	36
Vollmilch, 3,5 %	12	fettarme Milch, 1,5 %	5

Nebenstehende Austauschliste kann hilfreich sein, Cholesterin einzuschränken. Sie enthält Lebensmittel mit niedrigem Cholesteringehalt, die Sie anstatt der cholesterinreichen Produkte verwenden können.

senfrüchten, Kartoffeln und Obst, da diese Lebensmittel neben hohen Ballaststoffgehalten auch die Zufuhr von komplexen Kohlenhydraten gewährleisten und damit zur lang anhaltenden Konzentrationsfähigkeit beitragen. Darüber hinaus fördert der Verzehr von ballaststoffreichen Nahrungsmitteln aber auch das Gefühl der Sättigung (siehe auch Tip 9, Seite 27). Denn aufgrund ihrer Faserstruktur erfor-

Sollten Sie einen akut hohen Cholesterinspiegel haben, ist auf folgende Lebensmittel gänzlich zu verzichten: Eier, Innereien, Butter und Sahne sowie Schal- und Krustentiere. Zudem sollte fettes Fleisch nicht gegessen werden.

dern diese Lebensmittel einen ungleich höheren Kauaufwand, als das bei ballaststoffarmer Nahrung der Fall ist. Als Folge des intensiven Kauens wird vermehrt Speichel produziert, der im Zusammenhang mit einer durch die Ballaststoffe bedingten größeren Magenfüllung das Gefühl der Sättigung unterstützt bzw. dieses schneller auslöst.

Vor allem die löslichen Ballaststoffe tragen dazu bei, Herzinfarkt und Arterienverkalkung vorzubeugen, indem sie die Blutfettwerte senken und insbesondere das Cholesterin ausscheiden helfen. Indem nämlich die Ballaststoffe Cholesterin und Gallensäuren an sich binden, wird der Rückzug dieser Stoffe in den Organismus gebremst. Der solchermaßen reduzierte Wert an Gallensäuren wird nun vom Organismus registriert, und er wiederum veranlaßt die Leber dazu, neue Gallensäuren zu produzieren. Die Leber muß nun Gallensäuren aus neuem Cholesterin bilden, wodurch der Cholesterinspiegel des Blutes entsprechend gesenkt wird.

Vor allem pektinhaltige Obstsorten wie Äpfel, Birnen und Beeren, Karotten, Hülsenfrüchte und Hafererzeugnisse zählen zu den löslichen Ballaststoffen.

Ballaststoffe sind auch förderlich für eine gute Figur. Sie sorgen für ein lang anhaltendes Sättigungsgefühl, das Heißhungerattacken vorbeugt. Außerdem aktivieren sie die Darmtätigkeit – das ist die beste Voraussetzung für eine erfolgreiche Diät.

Individuelle Ernährungsberatung

Erst wenn nach Einhaltung der genannten Empfehlungen über einen längeren Zeitraum immer noch erhöhte Cholesterinwerte im Blut feststellbar sind, müssen ergänzende, auf die jeweilige Person und Lebenssituation angepaßte Maßnahmen ergriffen werden. Mit Hilfe eines Ernährungsberaters sollte ein individueller Ernährungsplan zusammengestellt werden. Notfalls muß auf Medikamente ausgewichen werden, die jedoch keinen Freibrief für eine Lockerung der fünf Grundsätze bzw. der speziellen Ernährungsempfehlungen darstellen.

Zur Beruhigung: In den meisten Fällen bewirkt bereits eine fett- und cholesterinarme Ernährung das Herabsinken der

Blutfettwerte auf Normalniveau und nebenbei bei Überge-
wichtigen häufig auch noch die wünschenswerte Gewichtsabnahme. Erfolgversprechend ist eine Gewichtsabnahme
durch cholesterinarme Ernährung vor allem, wenn sie mit
regelmäßiger sportlicher Betätigung gepaart ist.

Auswahl an Nahrungsmitteln mit hohem Ballaststoffanteil

Lebensmittel	Lösliche Ballast- stoffe in g	Lebensmittel	Lösliche Ballast- stoffe in g
Haferkleie, 50 g	4,1	Rosenkohl, 200 g	2,2
Karotten, 200 g	2,8	Erbsen, grün, 200 g	2,0
Heidelbeeren, 200 g	2,8	Wirsing, 200 g	2,0
Brokkoli, 200 g	2,6	Pflaumen, 200 g	1,6
1 Orange	2,6	Feigen, getrock- net, 2 Stück	1,5
Kartoffeln, 200 g	2,6	1 Sellerie	1,2
Weiße Bohnen, 60 g	2,5	Naturreis, roh, 40 g	1,2
1 Apfel	2,4	1 Birne	1,0
1 Artischocke, mittelgroß	2,2	1 Grapefruit	0,6
Grüne Bohnen, 200 g	2,2	Linsen, 60 g	0,6

Es besteht kein Zweifel: Obst und Gemüse gehören für eine ausgewogene Ernährung auf den Tisch, zumal Gemüse auch der Vorbeugung von Krankheiten dient. In den Stielen des Brokkolis z. B. findet sich das Spurenelement Selen in hoher Konzentration, das die Immunabwehr aktiviert und das Herz schützt.

Unter Beschuß

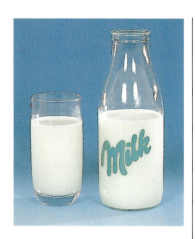

Auch mit fettarmer Milch können Sie genügend Eiweiß und Kalzium erhalten.

Wie viele Eier pro Woche sind erlaubt? Muß man Butter vom Einkaufszettel streichen und statt dessen Margarine einkaufen? Leben Vegetarier gesünder, weil sie auf Fleisch verzichten? Fragen, die Sie sich sicherlich auch schon gestellt haben und auf die im folgenden eine Antwort gegeben werden soll.

Die Eierfrage

Das Hühnerei – nährstoff- und vitaminreich. Die Zufuhr von Cholesterin über das Ei hat für den Cholesterinspiegel nur dann Einfluß, wenn man zu den Respondertypen zählt.

Das Hühnerei gehört zu den nährstoffreichsten und zugleich kostengünstigen Nahrungsmitteln. Es hat die höchste biologische Eiweißqualität aller natürlichen Nahrungsmittel und liefert beachtliche Mengen an Kalzium, Phosphor, Magnesium und Kalium sowie in nennenswerter Höhe Eisen, Kupfer, Mangan, Zink, Jod und Fluor. Das Hühnerei enthält außerdem alle B-Vitamine sowie die Vitamine A, E und K.

Die Zufuhr von Cholesterin über das Ei – insbesondere das Eigelb – oder andere eihaltige Lebensmittel hat auf den Cholesterinspiegel im Blut der meisten Menschen kaum Einfluß. Das liegt zum einen daran, daß der gesunde Körper nur etwa die Hälfte des aufgenommenen Cholesterins über den Darm aufnehmen kann. Die andere Hälfte wird ausgeschieden. Außerdem drosselt der menschliche Organismus seine Cholesterineigenproduktion herab, sobald über die Nahrung Cholesterin zugeführt wird. Zwei bis drei Eier pro Woche sind genug. Doch Vorsicht: Versteckt lauern Eier auch in Kuchen, Saucen und gebundenen Suppen.

Allerdings sollten Personen, die unter einer Störung der körpereigenen Cholesterinproduktion leiden, auf einen übermäßigen Eierverzehr verzichten, um den Cholesterinspiegel nicht noch mehr in die Höhe zu treiben. Zwei bis drei Eier pro Woche sind genehmigt, achten Sie jedoch auch auf die versteckte Eizufuhr durch Kuchen, Saucen, gebundene Suppen und Fertiggerichte.

Milch und Milchprodukte

Oft muß zur Vorbeugung von Herzkrankheiten und erhöhtem Cholesterinspiegel der Verzehr von Milch und Milchprodukten eingeschränkt werden, um den Anteil an gesättigten Fettsäuren zu senken. Tatsächlich wirken nur drei der gesättigten Fettsäuren cholesterinsteigernd. Sie kommen in pflanzlichen wie auch in tierischen Fetten in teilweise vergleichbar hohen Anteilen vor. In zahlreichen Experimenten wurde der Einfluß des Verzehrs von Vollmilch, fettarmer Milch und fermentierter Milch auf den Cholesterinspiegel überprüft. Nicht eine einzige Untersuchung konnte einen cholesterinsteigernden Effekt dieser Produkte bestätigen.

Fazit
- Vollmilch als Bestandteil innerhalb einer gemischten Kost bewirkt keine Erhöhung des Cholesterinspiegels im Blut.
- Fettarme Milch und Magermilch zeigen einen neutralen bzw. sogar einen cholesterinsenkenden Effekt.
- Fermentierte Milch und Milchprodukte (z. B. Joghurt, Kefir, Sauerrahm) sind neutral oder cholesterinsenkend.

Wer gesund ist und eine ausgeglichene Cholesterinbilanz hat, kann ohne Sorge Milch und Milchprodukte zu sich nehmen. Doch sollten Sie auf die fettärmeren Varianten zurückgreifen. Denken Sie daran, Milch und Milchprodukte nicht zu lange Hitze, Licht und Luft auszusetzen. Dadurch werden wichtige Vitamine abgetötet. Wenn Sie auf eine ausgewogene Ernährung mit pflanzlichen und tierischen Produkten achten, steht der Gesundheit nichts mehr im Wege.

Bei Milcherzeugnissen sind vor allem die fettarmen Varianten vorzuziehen. Zudem führt Milch dem Körper Kalzium zu, das wesentlich für die Stoffwechselvorgänge im Körper ist.

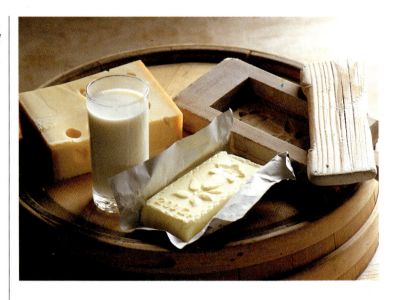

Butter kontra Margarine

Während Butter schon im Altertum als Basis zur Salbenherstellung bekannt war, ist Margarine erst im letzten Jahrhundert entdeckt worden. Im Zuge eines Preisausschreibens unter Napoleon III. wurde sie als billiger Butterersatz 1869 von H. Mège-Mouriès erfunden.

»Butter oder Margarine?« ist seit Jahrzehnten das Streitgespräch unter Experten, wenn es um die Cholesterinfrage geht. Heute diskutiert man vor allem die Transfettsäuren als mögliche Nebenprodukte in der Margarineherstellung. Sie bewirken einen cholesterinsteigernden Effekt. Allerdings trifft das nicht auf alle Margarinesorten zu: Wie immer lohnt es sich, auf Qualität zu achten und vor allem keine billigen Pflanzenfettmargarinen oder billige Bratfette zu kaufen und letztere gar öfter zu verwenden. Halbfett-, Reform- und Diätmargarinen enthalten dagegen kaum Transfettsäuren.

Butter hingegen wurde des öfteren schlechter gemacht, als sie ist. Mehrere Studien zeigten, daß sich der Cholesteringehalt in der Butter sehr unterschiedlich auf den Cholesterinspiegel im Blut auswirkt. Auch für dieses Lebensmittel gilt: Stoffwechselgesunde Menschen bzw. Nonresponder können weiterhin ohne Bedenken ihre Butter aufs Brot steichen, sollten jedoch die Gesamtfettzufuhr nicht aus dem Auge verlieren! Diejenigen, die nach Butterverzehr mit erhöhtem Cholesterin im Blut reagieren, sollten entweder den Butterkonsum einschränken oder auf qualitativ hochwertige Margarine umsteigen.

Vegetarisch oder Mischkost?

Zweifellos ist eine streng vegetarische Kost, bei der nur Lebensmittel auf rein pflanzlicher Basis Verwendung finden, cholesterinärmer als eine Mischkost, die aus Fleisch, Wurst, Milch, Käse oder anderen Produkten tierischer Herkunft besteht, da Lebensmittel pflanzlichen Ursprungs kein Cholesterin enthalten. Dennoch ist es nicht ratsam, ganz auf tierische Lebensmittel zu verzichten, da sie neben hochwertigem Eiweiß auch noch eine ganze Reihe an lebensnotwendigen Vitaminen und Mineralstoffen enthalten, die in Pflanzen nicht in diesen Mengen vorrätig sind. Dazu gehört Milch.

Die Wahrheit liegt wie immer in der Mitte! Vermeiden Sie eine zu einseitige Ernährung, und stellen Sie statt dessen auf eine gesunde Mischkost um. Von allem etwas, aber in Maßen heißt die einfache Zauberformel, die Basis für ein gesundes Leben ist.

Sich ausgewogen ernähren

Eine fleischlose Ernährung hingegen ist durchaus möglich, allerdings ist dazu ein fundiertes Wissen über die richtige Ersatznahrung notwendig, um keine Nährstoffmängel zu erleiden. Mangelerscheinungen können nur durch die geschickte Kombination verschiedener pflanzlicher Nahrungsmittel umgangen werden, die das Spektrum der Aminosäuren komplettieren. Mit ihnen können alle benötigten Eiweiße aufgebaut werden. Wer nicht auf Fleisch oder Wurst verzichten will, kann auch einmal pro Woche einen fleischlosen Tag einlegen, um sein »Cholesterinkonto« zu entlasten. Eine ausgewogene Mischkost nach dem Prinzip der Fitneßpyramide, die sowohl pflanzliche als auch tierische Lebensmittel beinhaltet, ist der ideale Mittelweg für eine gesunde Ernährungsweise.

Die Anticholesterin-kampagne

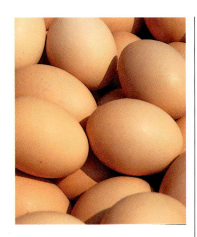

Nahrungsmittel auf dem Prüfstand

Zahlreiche Lebensmittel, Nahrungsergänzungsmittel oder Wunderpillen werden jährlich auf den Markt geworfen, die unserer Gesundheit in irgendeiner Weise nutzen sollen, uns angeblich vor Krankheiten bewahren können oder in der Lage sind, eine Therapie zu unterstützen. Die wenigsten Wundermittel halten das, was sie versprechen. Sie kosten viel Geld und manchen sogar die Gesundheit.

Damit Sie sich in dem Dschungel von Angeboten, die Ihnen bei Ihrem Cholesterinproblem helfen sollen, besser zurechtfinden, hier nun eine Auswahl von cholesterinsenkenden Produkten auf dem Markt und einige Anmerkungen, ob sie empfehlenswert bzw. nicht empfehlenswert sind.

Das DHA-Ei

Ein reine Erfindung der Wirtschaft: DHA-Eier enthalten kaum weniger Cholesterin, kosten mehr Geld und schröpfen unnötig Ihren Geldbeutel.

Seit kurzem sind sogenannte cholesterinneutrale Eier oder DHA-Eier auf dem deutschen Markt, die nicht zu einer Erhöhung des Cholesterinspiegels im Blut führen sollen. Durch eine besondere Fütterung enthalten diese neuen Eier (etwas) weniger Cholesterin, während der Gehalt der mehrfach ungesättigten Fettsäuren – Docosahexaensäure (DHA) – erhöht ist. Durch den Anteil an ungesättigten Fettsäuren soll die Wirkung des Cholesterins aufgehoben werden. Lassen Sie sich aber nicht irreführen: Ein DHA-Ei enthält immer noch ca. 209 Milligramm Cholesterin. Im Vergleich zu einem herkömmlichen Ei nur 31 Milligramm weniger! Der höhere Gehalt an lebensnotwendigen Fettsäuren ist zwar begrüßenswert, aber noch lange kein Freibrief für unbeschränkten Eierverzehr. Übrigens: Bezahlen lassen sich die Hersteller dieses »Wunderei« mit ca. zehn Pfennigen mehr pro Stück. Wer unter einem erhöhten Cholesterinspiegel leidet, sollte weiterhin zurückhaltend beim Konsum von Eiern sein. Zwei bis drei pro Woche sind erlaubt, und dann dürfen es auch die handelsüblichen Eier sein.

Sulfathaltiges Mineralwasser

Gesundheitsbewußte Mineralwassertrinker wissen längst, daß man natürliche Mineralwässer mit hohen Kalzium-, Magnesium- oder Kaliumgehalten kaufen kann. Eine neue Quelle im bayerischen Bad Windsheim zeigt ihre Besonderheit im hohen Sulfatgehalt (ca. 1600 Milligramm pro Liter) des Wassers. In wissenschaftlichen Untersuchungen wurde festgestellt, daß Mineralwässer mit einem hohen Gehalt an Sulfat den Cholesterinspiegel nachhaltig senken können. Die Wirkung beruht auf einer vermehrten Ausschüttung an Verdauungssäften, Gallensäuren, die wiederum aus Cholesterin

Mineralwasser mit hohem Sulfatgehalt: gut fürs Cholesterin, gut für die Pfunde. Doch Mineralwasser ist nicht gleich Mineralwasser. Billige Mineralwässer z. B. weisen einen hohen Anteil an Nitrat auf, der für den Organismus schädlich ist. Ein Vergleich der verschiedenen Sorten – der Nitratgehalt ist in der Regel immer angegeben – ist beim Kauf sinnvoll.

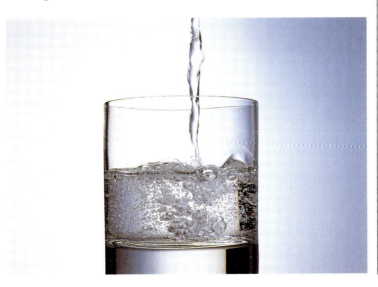

Ausreichende Wasserzufuhr ist für unseren Organismus absolut wichtig. Man sollte mindestens 2,5 Liter Flüssigkeit am Tag zu sich nehmen. Wasser und Kräutertees sind dabei besonders zu empfehlen: Sie löschen den Durst und sind kalorienfrei.

produziert werden. Werden also mit dem Verdauungsvorgang und der Stuhlentleerung vermehrt Gallensäuren ausgeschieden, benötigt der Organismus zur Herstellung von weiteren Verdauungssäften Cholesterin, wodurch der Cholesterinspiegel im Blut gesenkt wird.

Ein weiteres Plus liefert die Ausscheidung von Gallensäuren durch sulfatreiche Mineralwässer gleich mit: Der Fettabbau geht schneller voran, und diejenigen, die Probleme mit ihren Pfunden haben, nehmen besser ab.

Bioaktive Substanzen in pflanzlichen Lebensmitteln

Vielversprechend sind die Heilwirkungen von Gemüse, Kräutern, Tees, Salben und Aufgüssen nicht nur gegen kleinere Beschwerden: Die heutige Wissenschaft ist den bioaktiven Substanzen auf der Spur.

In pflanzlichen Lebensmitteln kommt Cholesterin nicht vor. Dafür enthalten sie zahlreiche bioaktive Substanzen, deren Funktionen gerade erforscht werden und denen nachgesagt wird, daß sie gesundheitsfördernde Wirkungen haben sollen. Tatsächlich gibt es zahlreiche Gemüsesorten, die schon zu Großmutters Zeiten für ihre Heilwirkungen bekannt waren. Gleiches gilt für eine Vielzahl von Kräutern. Sie wurden als Tees, Salben und Aufgüsse gegen verschiedenste Krankheiten eingesetzt, und ebenso dienten Gewürze nicht nur zur Geschmacksgebung, sondern wurden auch zum Teil wegen der pharmakologischen Wirkung verwendet.

Knoblauch beeinflußt die Cholesterinproduktion

Knoblauch und andere Zwiebelgewächse werden seit langem als Mittel zum Arterienschutz empfohlen, was sich die Pharmaindustrie in Form von Kapseln und Tabletten bereits zunutze gemacht hat.

Die Schwefelverbindungen des Knoblauchs hemmen die Cholesterinproduktion und mindern somit den Cholesteringehalt im Blut auf natürliche Weise. In verschiedenen Untersuchungen konnte gezeigt werden, daß sich bei regelmäßigem

Verzehr größerer Mengen an Knoblauch niedrigere Blutfett- und Serumcholesterinwerte ergaben als bei solchen Personen, die keinen Knoblauch verzehrten. Neben diesem direkten Einfluß auf den Cholesterinspiegel wirken die Schwefelverbindungen ähnlich wie Antioxidantien, indem sie verhindern, daß sich das »schlechte« Cholesterin an den Arterienwänden ablagert.

Da sehr große Mengen an Knoblauch (ca. 40 Gramm pro Tag) aufgenommen werden müßten, um eine deutliche Cholesterinsenkung zu erreichen, ist Knoblauch als therapeutisches Mittel nur wenig sinnvoll.

Zur Vorbeugung und als zusätzliche Maßnahme – neben einer ballaststoffreichen und fettarmen Ernährung – ist der regelmäßige Verzehr von Knoblauch und anderen Zwiebelgewächsen durchaus zu empfehlen. Die angebotenen Knoblauchpräparate enthalten mit 30 bis 300 Milligramm pro Einzeldosis nur einen geringen Anteil einer frischen Knoblauchzehe, die etwa drei Gramm wiegt. Die erwünschten Wirkungen konnten außerdem für Knoblauchpulver oder -pillen bisher noch nicht nachgewiesen werden.

Der Knoblauch gehört zur Gruppe der Zwiebelgewächse. Das Wort »Knoblauch« hat sich aus dem Mittel- und Althochdeutschen entwickelt und bedeutet soviel wie gespaltener Lauch. Cholesterinsenkend wirkt er nur bei ungewöhnlich hohem Verzehr. Zur Vorbeugung und als zusätzliche Maßnahme, z. B. gegen Bluthochdruck, ist er jedoch gut geeignet.

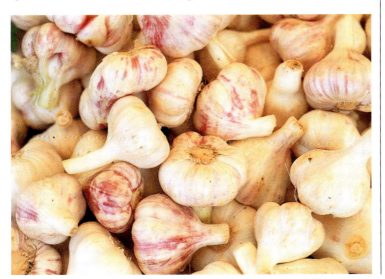

Knoblauch enthält natürliche Antibiotika, schützt vor Bakterien und Pilzen, senkt zu hohen Blutdruck und stimuliert sogar das Liebesleben. Er hemmt auch die Cholesterinproduktion im Blut.

Saponine in Hülsenfrüchten

Hülsenfrüchte sind nicht nur eiweiß-, ballaststoff- und eisenreich, sie enthalten zudem sogenannte Saponine, die einem hohen Cholesterinspiegel entgegenwirken können.

Saponine sind in pflanzlichen Lebensmitteln weit verbreitet, speziell Hülsenfrüchte wie Sojabohnen, Kichererbsen, Luzernen und Bohnen sind reich an diesen bioaktiven Pflanzenstoffen. Saponine binden die für die Verdauung erforderlichen Gallensäuren, die dann über den Stuhl ausgeschieden werden. Außerdem sind sie in der Lage, Nahrungscholesterin während der Verdauung zu binden, so daß dieses erst gar nicht ins Blut aufgenommen werden kann.

Olestra – Traum vom Fett ohne Reue

Olestra, der Fettersatzstoff aus den USA, ist ein reines Kunstprodukt. Es gibt zwar noch keine wissenschaftlich fundierten Studien über dieses noch junge Produkt, da es aber eine rein chemische Substanz ist, die in dieser Form nicht in der Natur vorkommt, sind negative Nebenwirkungen nicht auszuschließen.

Schon seit ca. 20 Jahren basteln Lebensmittelchemiker an Substanzen, die Fett durch kalorienärmere Stoffe ersetzen können. Als Grundlage für Fettersatzstoffe dienen meist Eiweißstoffe oder Kohlenhydrate. Beispielsweise sind in Salatsaucen, Dips oder Eiscreme Substanzen aus Maisstärke (Maltrin) enthalten, die eine fettähnliche Konsistenz aufweisen. Häufig sind diese Kohlenhydratprodukte auch Bestandteile von Lightprodukten. Z. B. das Produkt Simplesse, das aus Eiweiß und Eiweißmischungen hergestellt wird. Dabei werden die Eiweißbestandteile zu winzigen Kügelchen zerkleinert, die auf der Zunge als zart und cremig empfunden werden und wie Fett schmecken.

Zum Braten oder Backen sind diese Fettersatzstoffe allerdings nicht geeignet, da sie äußerst hitzeempfindlich sind. Weil sie jedoch aus natürlichen Ausgangsprodukten hergestellt wurden und gesundheitlich unbedenklich sind, müssen sie nicht gesondert zugelassen werden.

Anders sieht es mit der neuesten Errungenschaft aus den USA aus: Bei Olestra handelt es sich um ein reines Kunstprodukt. Als Ausgangssubstanzen dienen Zucker und Fettsäuren, die man in einem technischen Verfahren miteinander verknüpft. Dadurch entstehen sogenannte Saccharosepolyester (SPE), die in der Natur normalerweise nicht vorkommen. Werden diese Saccharosepolyester über die Nahrung aufgenommen, kann der Körper damit nichts anfangen und scheidet diese unverdaut wieder aus, ohne daß eine einzige Kalorie auf das Kalorienkonto geht. Da Olestra nicht nur wie natürliches Fett aussieht, sondern offenbar auch im Geschmack kein Unterschied festzustellen ist, scheint die Industrie hier wahrhaftig ein Wundermittel im Kampf gegen fetthaltige Kalorienbomben gefunden zu haben. Doch auch hier gibt es einen Haken: Da es sich um eine rein chemische Substanz handelt, ist eine gesundheitliche Schädigung nicht auszuschließen. Langzeitstudien, die beweisen könnten, daß Olestra völlig ungefährlich ist, gibt es noch nicht. In Deutschland wird über die Zulassung derzeit noch verhandelt. Außerdem hat dieses Fett bereits jetzt schon sichtbare Nebenwirkungen: Manche Testpersonen reagierten nach Verzehr von olestrahaltigen Lebensmitteln mit Magenkrämpfen und Durchfällen.

Lightprodukte – die Lösung?

Lightprodukte erobern den Markt, doch nicht immer ist die Bedeutung dieses Wortes für derartige Produkte eindeutig. Light bedeutet übersetzt leicht und kann neben fettarm bzw. fettreduziert auch leicht bekömmlich, leicht verdaulich oder locker und luftig bedeuten. Die Bezeichnung »light« ist lebensmittelrechtlich nicht geschützt, allerdings müssen Lebensmittel, die den Aufdruck »light« tragen, zumindest kalorienreduziert sein, also 40 Prozent weniger Energie enthalten als vergleichbare Produkte. Wer wissen will, was und wieviel tatsächlich reduziert wurde, sollte Produkte kaufen, die mit den Bezeichnungen »kalorienarm« oder »kalorienre-

In Zeiten zunehmend bewußter Ernährung versuchen viele Firmen sich mit einem angeblichen Lightprodukt eine Marktnische zu erobern. Ein genaues Lesen der Inhaltsstoffe kann hier vor unliebsamen Überraschungen schützen.

Fisch ist eine äußerst gesunde und schmackhafte Eiweißquelle. Zudem sind magere Fischarten wie Heilbutt, Rotbarsch, Seelachs oder Forelle durchaus auch für eine cholesterinreduzierte Ernährung zu empfehlen.

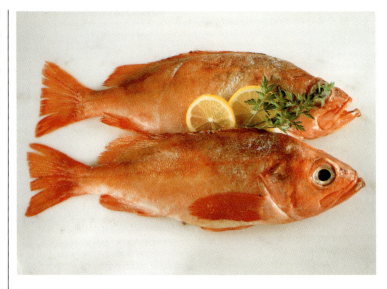

Statt Lightprodukte sollten eher die Bezeichnungen kalorienarme oder kalorienreduzierte Lebensmittel verwendet werden. Sie treffen eine klare Aussage über den tatsächlichen Fett- und Zuckergehalt des Produkts.

duziert« versehen wurden. Diese Begriffe sind laut der Nährwert-Kennzeichnungsverordnung eindeutig definiert:

● Kalorienarm werden Lebensmittel bezeichnet, die nicht mehr als 50 Kalorien (kcal) in 100 Gramm des verzehrfertigen Lebensmittels enthalten. Getränke, Suppen und Brühen dürfen nicht mehr als 20 Kalorien je 100 Milliliter enthalten.

● Kalorienreduzierte Lebensmittel liefern mindestens 40 Prozent weniger Energie als vergleichbare normale Lebensmittel.

Lassen Sie sich nicht von Lightprodukten hinters Licht führen: Viele der vermeintlichen Diätwaren enthalten immer noch hohe Mengen an Fett und somit Kalorien. Beispielsweise enthält eine Light-Salami immer noch wesentlich mehr Fett als ein magerer Schinken oder deutsches Corned beef. Oft suggeriert »light« nur das Versprechen einer Gewichtsabnahme. Achten Sie deshalb beim Einkauf also lieber auf die Fettgehalte auf dem Etikett, denn »light« bedeutet meistens nur leichter und nicht wirklich leicht. Der Fettgehalt herkömmlicher Lebensmittel wird oft nur minimal unterschritten.

Fisch als Arterienschutz

Fisch aus kalten Gewässern, wie Hering, Makrele, Kabeljau und Lachs, weist einen hohen Gehalt an der sogenannten Eikosapentaensäure, einer Omega-3-Fettsäure, auf. Omega-3-Fettsäuren sind langkettige, mehrfach ungesättigte Fettsäuren, die in Süßwasserfischen (z. B. Forelle, Karpfen) nur sehr gering enthalten sind.

Eikosapentaensäure ist in der Lage, Triglyzeride (Blutfette) im Blut zu verringern. Einen Einfluß auf den LDL-Cholesterinspiegel hat diese Omega-3-Fettsäure allerdings nicht. Außerdem hemmt sie die Verklumpung der Blutplättchen, so daß die Gefahr eines Thrombus (Blutpfropf innerhalb eines Blutgefäßes) sinkt. Aus diesem Grund wird ein regelmäßiger Fischverzehr auch zur Vorbeugung von Arteriosklerose empfohlen.

Da Fisch zudem wertvolles Eiweiß und relativ hohe Mengen an Jod enthält, das der Entstehung eines Kropfes entgegenwirkt, sollte er mindestens zweimal pro Woche auf dem Speiseplan stehen. Genauso gut geeignet wie frischer Fisch sind Fischkonserven mit z. B. Bratheringen oder gebratenen Makrelen.

Wer keinen Fisch mag, kann sich die erforderliche Menge an Omega-3-Fettsäuren durch die tägliche Einnahme von ca. drei bis vier Gramm Fischöl in Kapseln zuführen. Allerdings sollte dies immer nur nach Absprache mit dem Hausarzt erfolgen.

Einst das Essen armer Leute, zählt Fisch heutzutage aufgrund seines schwindenden Vorkommens zu den Spezialitäten. Wegen seiner positiven Eigenschaften sollte er nach Möglichkeit zweimal pro Woche gegessen werden. Der Fettgehalt der Fische ist jedoch sehr unterschiedlich, weshalb Magerfische wie z. B. Kabeljau, Hecht oder Seelachs beim Kauf bevorzugt werden sollten.

Olivenöl und Rapsöl

Seit vielen Jahren ist bekannt, daß ungesättigte Fettsäuren einen wichtigen Beitrag zu einer gesunden Ernährung liefern – besonders bei der Senkung von erhöhten Blutfetten.

In letzter Zeit stellte sich heraus, daß den einfach ungesättigten Fettsäuren immer zuwenig Beachtung geschenkt wurde.

Denn in zahlreichen Untersuchungen konnte festgestellt werden, daß gerade die einfach ungesättigten Fettsäuren, wie z. B. die in Olivenöl und Rapsöl enthaltene Ölsäure, eine deutliche Senkung des Cholesterinspiegels bewirken können. Im Gegensatz zu den mehrfach ungesättigten Fettsäuren (z. B. in Sonnenblumenöl, Distelöl) ist Ölsäure in der Lage, das gefäßwandschützende HDL-Cholesterin leicht zu erhöhen. Somit wirken einfach ungesättigte Fettsäuren in zweifacher Hinsicht einem erhöhten Cholesterinspiegel und somit der Entstehung von Arteriosklerose entgegen: durch die Senkung des risikotragenden LDL-Cholesterins und die Erhöhung des schützenden HDL-Cholesterins. Verwenden Sie deshalb regelmäßig Oliven- oder Rapsöl in Ihrer Küche.

Die in einfach gesättigten Ölen enthaltene Ölsäure senkt das LDL-Cholesterin und erhöht das HDL-Cholesterin.

Antioxidantien – die natürlichen Helfer

Wie bereits erwähnt, wird das »schlechte« LDL-Cholesterin als Hauptverursacher für Herz-Kreislauf-Erkrankungen angesehen. Erhöhte Cholesterinzufuhr, Streß, mangelnde Bewegung und andere Ursachen können das LDL-Cholesterin so verändern, daß es vom Körper nicht mehr verstoffwechselt werden kann. Diese Veränderungen werden wissenschaftlich als Oxidation bezeichnet. Oxidiertes LDL-Cholesterin lagert sich an den Arterienwänden ab: Arteriosklerose ist die Folge. Eine Reihe von wissenschaftlichen Untersuchungen konnte zeigen, daß eine vergleichsweise hohe Zufuhr an Antioxidantien das Risiko eines Herzinfarktes oder Schlaganfalls deutlich senken kann.

Zu den Antioxidantien, die dem LDL-Cholesterin zu Leibe rücken, zählen die Vitamin C, E und Beta-Karotin, sowie das Spurenelement Selen. Sie schützen vor Herzinfarkt oder Schlaganfall.

Antioxidantien sind Stoffe, welche die Strukturveränderung von LDL-Cholesterin, aber auch von anderen Stoffen, verhindern können. Dazu zählen in erster Linie die Vitamine C und E, Beta-Karotin (Vorstufe des Vitamin A) und Selen. Ihre Fähigkeit besteht darin, die Schutzhülle von Zellen, die zum Teil aus Fetten besteht, zu benetzen und somit vor angriffslustigen Substanzen (freien Radikalen) zu beschützen.

Vitamin E, das wirkungsvollste Antioxidans

Vitamin E – auch bekannt unter der Bezeichnung »Tokopherol« – ist das bedeutendste Vitamin hinsichtlich des Arterienschutzes. Es bewahrt Fettzellen wie z. B. das LDL-Cholesterin vor Oxidation, was wiederum bewirkt, daß sich das LDL-Cholesterin nicht an den Arterien ablagert und langfristig zur Arteriosklerose führt. Vitamin E findet man hauptsächlich in Ölen mit einfach und mehrfach ungesättigten Fettsäuren: Weizenkeimöl weist mit 200 Milligramm Tokopherol pro 100 Gramm den höchsten Gehalt auf, gefolgt von Sonnenblumenöl mit 50 Milligramm pro 100 Gramm und Olivenöl mit ca. 25 Milligramm pro 100 Gramm. Fisch ist ebenfalls reich an Vitamin E. Vitamin E ist auch in nennenswerten Mengen in Getreideprodukten, Nüssen und einigen Gemüsesorten (u. a. Spinat, Fenchel, Grünkohl und Schwarzwurzeln) enthalten.

Vitamin E ist nicht nur in Öl und Fisch enthalten, sondern auch in Nüssen und Spinat.

Vitamin C, Beta-Karotin und Selen

Diese Antioxidantien, die ebenfalls freie Radikale abfangen können, leisten in ähnlicher Weise ihren Beitrag zur Vorbeugung von Arteriosklerose. Vitamin C ist vor allem in Zitrusfrüchten und Paprikaschoten, Beta-Karotin in gelben und grünen Gemüsesorten und Obst enthalten. Gemüse sollte mit etwas Öl angemacht werden, damit das fettlösliche Beta-Karotin vom Körper besser verwertet werden kann. Selen ist vor allem in Schweinefleisch und Seefisch enthalten.

Das tägliche Essen von Zwiebeln war im Mittelalter weit verbreitet. Da der Genuß von Zwiebeln selbst vor den Kirchentoren nicht haltmachte, wurde das Gemüse wegen des lästigen Geruchs und des in Unmengen anfallenden Abfalls von den Kirchenoberen aus dem Gotteshaus verbannt.

Knoblauch und Co.

Auch Knoblauch, Lauch, Zwiebeln und alle Kohlsorten enthalten neben bioaktiven Substanzen ebenfalls Antioxidantien, die bei schonendem Garen erhalten bleiben.

Pillen als Obst- und Gemüseersatz?

Obwohl durch eine ausgewogene Ernährung alle wichtigen Vitamine und Mineralstoffe zugeführt werden, boomt der

Absatz von Nahrungsergänzungsmitteln. Dabei liefern uns frisch zubereitete und naturbelassene Lebensmittel nicht nur wertvolle Nährstoffe wie Fett, Eiweiß, Kohlenhydrate, Vitamine und Mineralstoffe. Sie enthalten zudem auch noch eine Vielzahl an bioaktiven Substanzen, deren positive Wirkungen für den menschlichen Körper gerade erst erforscht werden und denen ein großer Stellenwert für unsere Gesundheit und unser Wohlbefinden zukommt. Vitamin- und Mineralstoffpräparate sind außerdem nicht gerade billig.

Trotz ihrer positiven Wirkung können Antioxidantien lediglich eine Ergänzung im Kampf gegen hohe Cholesterinwerte sein. An erster Stelle steht die Ausschaltung bzw. Verringerung der Risikofaktoren.

Die neue Joghurtgeneration

Sie können Ihren Lieblingsjoghurt auch selbst herstellen. Im Reformhaus erhalten Sie Joghurtkulturen – eventuell auch schon die neuen probiotischen –, mit denen in einer Joghurtmaschine köstlicher Joghurt entsteht.

Was in zahlreichen europäischen Ländern seit vielen Jahren ein großer Renner ist, soll jetzt auch in Deutschland neue Impulse geben: Probiotische Milchprodukte. Probiotische Milchprodukte unterscheiden sich zu den normal im Handel erhältlichen Sauermilchprodukten wie Joghurt, Dickmilch, Sauerrahm etc. dadurch, daß die darin enthaltenen Milchsäurebakterien nicht wie bei den üblichen Produkten durch die Magensäure zerstört werden, sondern im Darm ihre Wirksamkeit voll entfalten können und länger aktiv bleiben. Neben verdauungsfördernden Eigenschaften, der Stärkung des Immunsystems und dem Schutz vor krank machenden Keimen sind diese neuartigen Joghurtkulturen in der Lage, den Cholesterinspiegel zu senken.
Die herkömmlichen Joghurtsorten tun dies zwar auch, wirken jedoch aufgrund ihrer geringeren Überlebenschancen im Darm nicht so effektiv. Dennoch sollte jeder nach Belieben mindestens einmal pro Tag den Lieblingsjoghurt, ob mit oder ohne Milchsäurebakterien, verzehren.

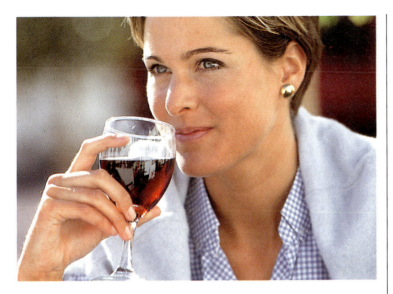

*Gelegentlich ein Schluck Alkohol –
dagegen ist nichts einzuwenden.
Bedenken Sie: Alkohol ist ein
Genußmittel, das immerhin
reichliche Mengen an Kalorien
enthält. Schon ein Gramm Alkohol
entspricht sieben zusätzlichen
Kalorien.*

Alkohol als Therapeutikum?

Alkohol führt zwar in geringen Mengen zu einer Erhöhung des »guten« HDL-Cholesterins, trotzdem sollte dies kein Freibrief sein, den Genuß von Alkohol zur Regelmäßigkeit werden zu lassen.

Da, wo ein Glas Wein Entspannung und Lebensfreude bewirkt, ist nichts zu befürchten. Unser Gerinnungssystem wird positiv beeinflußt, so daß weniger Herzinfarkte entstehen.

Bestehen allerdings Gewichtsprobleme, so kommt dem Alkohol eine schlechte Rolle zu: Alkoholische Getränke regen in aller Regel den Appetit an und verführen dazu, über die normalen Verhältnisse zu essen. Zudem liefert Alkohol fast genausoviel Kalorien wie Fett und wandelt sich bei einem gleichzeitigen Überangebot an Energie in Fett um. Das überschüssige Fett lagert sich wiederum an den Arterienwänden ab und verengt langfristig die Blutgefäße.

Man ist also gut beraten, während einer Diät Alkohol möglichst ganz wegzulassen. Ansonsten ist gegen ein Glas Prosecco oder Weißwein zur Entspannung nichts einzuwenden.

Machen Sie's doch wie unsere französischen Nachbarn. Genießen Sie ruhig täglich ein Gläschen Wein anstatt des Bieres. Das beugt einem Herzinfarkt vor und wirkt auch lebensverlängernd, was schon zahlreiche medizinische Studien bewiesen haben.

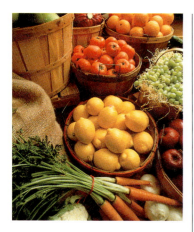

Mit Obst und Gemüse erhalten Sie fast alle notwendigen Vitamine und Mineralstoffe.

Rezeptteil

Damit Sie Ihre neu gewonnenen Kenntnisse über eine cholesterin- und fettbewußte Ernährung gleich in die Praxis umsetzen können, werden Ihnen Rezepte vorgestellt, die die Grundsätze einer vitalen Ernährung berücksichtigen und gleichzeitig für eine spezielle Ernährung bei erhöhtem Cholesterinspiegel geeignet sind. Sie werden sehen, daß Sie keine besonderen Lebensmittel – z.B. aus dem Reformhaus – benötigen, um die Rezepte nachzukochen. Es gibt ein paar ganz einfache Regeln, die fast jedes Rezept zu einem Anticholesterinrezept werden lassen: Ersetzen Sie – sofern möglich – tierische Fette durch pflanzliche, und verwenden Sie z.B. Sonnenblumenöl statt Butter(-schmalz). Sparen Sie generell ein wenig mit Fett! Mischen Sie beispielsweise Sauerrahm mit magerem Joghurt, und verwenden Sie zum Braten beschichtete Pfannen. Viel Spaß und Guten Appetit!

Vorspeisen und Zwischenmahlzeiten

Die folgenden Gerichte bieten Ihnen schmack- und nahrhafte Vorspeisen, die Sie auch als Zwischenmahlzeiten verzehren können.

Warmer Blumenkohl-Brokkoli-Salat

Für 2 Personen

Zutaten
- 200 g Blumenkohlröschen
- 300 g Brokkoliröschen
- 1 EL mittelscharfer Senf
- 1 EL Weißweinessig
- 1 EL Olivenöl
- 1 TL Honig
- 1 Becher saure Sahne, 10 %
- Jodsalz, Pfeffer aus der Mühle
- 1 TL frisch gehackte Kräuter

**Kalorien: 210 kcal
Fett: 13 g
Cholesterin: 18 mg**

1 Die Blumenkohl- und Brokkoliröschen gründlich waschen. In wenig Wasser auf den Biß dünsten.
2 Für die Sauce Senf, Weißweinessig, Olivenöl, Honig und saure Sahne gut miteinander verrühren und mit Jodsalz und Pfeffer abschmecken.
3 Das Gemüse abtropfen lassen und warm auf Tellern anrichten. Mit der Sauce überziehen und mit frisch gehackten Kräutern bestreuen.

Linsensalat mit Hähnchenbruststreifen

1 Die Linsen in ein Sieb geben, mit kaltem Wasser abspülen und 1 bis 2 Minuten in sprudelndem Wasser kochen. Anschließend herausnehmen und in kaltem Wasser abschrecken.

2 Das Hähnchenbrustfilet in Streifen schneiden, mit Jodsalz und Pfeffer würzen und in einer beschichteten Pfanne ohne Fett von allen Seiten anbraten.

3 Für die Marinade Zitronensaft, Essig, Apfelsaft, Olivenöl verrühren, mit Jodsalz, Pfeffer und Zucker abschmecken.

4 Den Eichblattsalat putzen, waschen und zusammen mit den Linsen in eine Schüssel geben. Mit der Marinade anmachen.

5 Den Salat auf Tellern anrichten, die Hähnchenbruststreifen darauf verteilen und mit gehacktem Schnittlauch bestreuen.

Info Linsen sind reich an Nährstoffen: 20 bis 25 Prozent Eiweiß, 55 bis 60 Prozent Kohlenhydrate, 1 bis 2 Prozent Fette, 14 bis 18 Prozent Ballaststoffe. Daneben enthalten sie Mineralstoffe, Karotin und Vitamin B. Linsen werden im übrigen nach Größe und nicht nach Sorten verkauft. Es gibt Riesenlinsen (7 mm), Tellerlinsen (6 bis 7 mm), Mittellinsen (4,5 bis 6 mm) und die noch kleineren Zuckerlinsen. Falls es einmal schnell gehen soll, gibt es fertig gegarte Linsen in ökologischer Qualität in Konserven im Naturkostladen.

Spargel in Senfvinaigrette

1 Den Spargel schälen und die Enden abschneiden. In leicht gesalzenem Wasser mit etwas Butter und einer Prise Zucker auf den Biß garen.

2 Alle Zutaten für die Marinade vermischen, mit Salz, Pfeffer und Zucker abschmecken. Den Spargel auf einer Platte anrichten und die Senfvinaigrette darübergeben, 2 Stunden ziehen lassen, dann servieren.

Für 2 Personen

Zutaten

- 30 g Linsen (getrocknet)
- 1/4 l Wasser
- 150 g Hähnchenbrustfilet
- Jodsalz, Pfeffer aus der Mühle
- 2 EL Balsamicoessig
- 1 EL Apfelsaft
- 1 EL Olivenöl
- Saft von einer 1/2 Zitrone
- 1 Prise Zucker
- 1 kleiner Kopf Eichblattsalat
- Frisch gehackter Schnittlauch

Kalorien: 209 kcal
Fett: 8 g
Cholesterin: 45 mg

Für 2 Personen

Zutaten

- 3 EL Obstessig, 2 EL Rapsöl
- 2 EL trockener Weißwein
- 3 EL Spargelfond (warm)
- 1 TL mittelscharfer Senf
- 1 EL Schnittlauchröllchen
- Etwas frisch geschnittenes Basilikum, 1 TL rosa Beeren
- 1 kg Stangenspargel (frisch oder aus dem Glas)
- Salz, Pfeffer
- Etwas Butter
- 1 Prise Zucker

Kalorien: 200 kcal
Fett: 10 g
Cholesterin: —

Für 2 Personen

Zutaten
- 1/2 Knollensellerie
- 1 gespickte Zwiebel
- 1/4 l Gemüsebrühe
- 150 g Hähnchenbrustfilet
- 1 roter Apfel
- Etwas Zitronensaft
- 2 Scheiben Ananas
- 1 Kiwi
- 100 g Cocktailkirschen
- 100 g Joghurt, 1,5 %
- 100 g Dickmilch, 1,5 %
- Jodsalz, Pfeffer aus der Mühle
- 1 Prise Curry
- Etwas Cayennepfeffer
- 1 Prise Zucker

Kalorien: 270 kcal
Fett: 5 g
Cholesterin: 50 mg

Exotischer Geflügelsalat

1 Den Knollensellerie putzen, würfeln und mit der gespickten Zwiebel in einen Topf geben. Die Gemüsebrühe dazugeben und alles miteinander aufkochen lassen.

2 Das Hähnchenbrustfilet mit in die Brühe legen und bei mäßiger Hitze 20 bis 25 Minuten garen; dann aus der Brühe nehmen und abkühlen lassen.

3 Inzwischen den Apfel schälen, entkernen, in Würfel schneiden und mit Zitronensaft beträufeln; die Ananasscheiben ebenfalls würfeln und die Kiwi schälen und gewürfelt zu den Apfel- und Ananasstücken dazugeben.

4 Die Cocktailkirschen vierteln und mit den restlichen Obstwürfeln in eine Schüssel geben.

5 Die erkalteten Hähnchenbrustfilets in Streifen schneiden und unter die Früchte heben.

6 Für das Dressing den Joghurt und die Dickmilch miteinander vermischen und mit sämtlichen Gewürzen abschmecken.

6 Das Dressing vorsichtig unter den Salat mischen und den Salat sofort servieren.

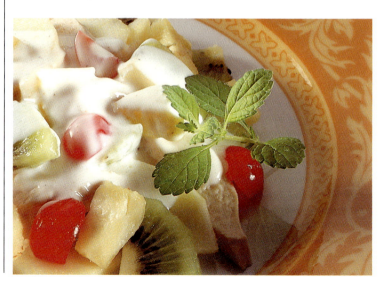

Das Pikante dieses Salates ist die Kombination von heimischem Gemüse, exotischen Früchten und scharfer Würze.

Spinatsalat mit Roastbeef

1 Den Spinat putzen, waschen und gut abtrocknen. In mundgerechte Stücke zupfen.

2 Die Pinienkerne in einer Pfanne ohne Fett goldbraun rösten.

3 Den Essig mit Salz verrühren. Unter Rühren das Öl langsam dazugießen. 2/3 der Sauce über den Spinat geben und 5 Minuten ziehen lassen.

4 Den Salat auf Tellern anrichten und mit Roastbeef belegen. Mit der restlichen Salatsauce beträufeln und mit Pinienkernen bestreuen.

5 Dazu paßt Fladenbrot oder Baguette.

Für 2 Personen

Zutaten
- 200 g Blattspinat
- 1 EL Pinienkerne
- 1 EL Balsamessig
- Jodsalz
- 1 EL Olivenöl
- 100 g Roastbeef (hauchdünn geschnitten)

Kalorien: 210 kcal
Fett: 15 g
Cholesterin: 26 mg

Vitaminsalat

1 Den Feldsalat gründlich waschen (eventuell die Stiele abschneiden), gut abtropfen lassen und in eine Schüssel geben.

2 Die Paprikaschoten vierteln, von den Trennwänden und den Kernen befreien, waschen und in Längsstreifen schneiden.

3 Die Orange schälen und die einzelnen Schnitze in Würfel schneiden.

4 Die Kiwi schälen und in kleine Stücke schneiden. Den Apfel schälen, entkernen, vierteln und in Scheiben schneiden.

5 Das geschnittene Obst mit dem Feldsalat vermischen und auf 2 Glasschalen verteilen.

6 Für das Dressing den Orangensaft, das Sonnenblumenöl, den Essig und die Sojasauce verrühren und mit Salz und Zucker abschmecken.

7 Das Dressing gleichmäßig über die Glasschalen mit dem Salat verteilen und servieren.

Für 2 Personen

Zutaten
- 100 g Feldsalat
- 1/2 rote Paprikaschote
- 1/2 gelbe Paprikaschote
- 1 Orange
- 1 Kiwi
- 1 Apfel

Dressing
- 2 EL Orangensaft
- 1 EL Sonnenblumenöl
- 1 EL Sherryessig
- 3 EL Sojasauce
- Jodsalz
- 1 Prise Zucker

Kalorien: 203 kcal
Fett: 6 g
Cholesterin: —

Info Dieser Salat bringt nicht nur den Cholesterinspiegel ins Gleichgewicht, er stärkt auch das Immunsystem wegen des Vitamin C in den Paprikaschoten und den Früchten. Das Beta-Karotin im gelben Paprika und im Obst wird durch die Kombination mit dem Sonnenblumenöl besser verwertet.

Für 2 Personen

Zutaten
- 1/2 Salatgurke (250 g)
- 1 EL Weißwein
- 1/4 l Buttermilch
- 150 g Joghurt, 1,5 %
- Jodsalz
- Etwas geriebene Muskatnuß
- 1 Prise Zucker
- 2 EL Dill

Kalorien: 105 kcal
Fett: 2 g
Cholesterin: 7 mg

Für 2 Personen

Zutaten
- 300 g Putenbrust
- 1 Karotte, 1 Zucchini, 150 g Paprikaschotenwürfel
- 50 g gekochter Schinken
- Gekochtes Eiweiß von 1 Ei
- 1 EL feingehackte Kräuter
- Sülzepulver, Pfeffer, Jodsalz
- 1 TL mittelscharfer Senf
- 1 TL Sonnenblumenöl
- 2 EL Kräuteressig
- 4 EL Weißwein oder Brühe
- 1 TL Schnittlauch
- 1 kleiner Eichblattsalat
- 100 g in Weinessig marinierte Pilze (z. B. Champignons)

Kalorien: 336 kcal
Fett: 8 g
Cholesterin: 111 mg

Kalte Gurken-Dill-Creme

1 Die Salatgurke putzen und halbieren. Das Kerngehäuse mit einem Teelöffel herauslösen und anschließend in sehr feine Würfel schneiden.

2 Das Gemüse in eine Schüssel geben. Den Wein mit der Buttermilch und dem Joghurt glattrühren und die Kaltschale unter das Gemüse mischen.

3 Die Kaltschale mit dem Jodsalz, der geriebenen Muskatnuß und dem Zucker abschmecken. Den frisch verlesenen Dill waschen, fein schneiden und daruntermengen.

4 Die Gurken-Dill-Creme in einer Schale anrichten und mit einigen frischen Dillzweigen garnieren.

Rheinische Putenfleischsülze

1 Die Putenbrust in Salzwasser kochen, herausnehmen und in kleine Würfel schneiden.

2 Das Gemüse putzen, klein würfeln und kurz blanchieren.

3 Den gekochten Schinken sowie das gekochte Eiweiß fein würfeln; Schinken, Eiweiß und Putenfleisch mit den feingehackten Kräutern gut vermischen. In eine Glasform einfüllen und leicht andrücken.

3 Das Sülzepulver, wie auf der Packung angegeben, in heißes Wasser einrühren, mit Pfeffer würzen und über die Puten-Gemüse-Mischung gießen. Im Kühlschrank mindestens 4 Stun-

den fest werden lassen. Noch besser ist es, wenn Sie die Masse die ganze Nacht über im Kühlschrank belassen.

4 Für die Marinade Senf, Öl, Kräuteressig, Weißwein und gehackten Schnittlauch verrühren und mit Jodsalz und Pfeffer aus der Mühle abschmecken.

5 Vor dem Stürzen die Glasform in heißes Wasser tauchen, bis sich die Sülze leicht vom Rand lösen läßt.

6 Den Eichblattsalat putzen, waschen und auf einem Teller auslegen. Die Sülze mit den Pilzen darauf ausrichten. Die Marinade über den Salat verteilen.

Räucherfischsülze

Für 2 Personen

1 Die Haut der Fischfilets abziehen und das Fischfleisch in kleine Würfel schneiden.

2 Die Paprikaschoten waschen und klein würfeln, die kleingeschnittenen und kurz angedünsteten Champignons zusammen mit den Gewürzen unter die Fischfiletstücke mengen; alles in eine Stürzform füllen.

2 Das Sülzepulver, wie auf der Packung angegeben, anrühren, aufkochen und noch heiß in die Form über die Fischmischung gießen. Die Fischsülze am besten über Nacht im Kühlschrank erkalten lassen, damit sie starr wird.

3 Für die Marinade Körnersenf, Öl, Essig, Rotwein sowie die frisch gehackten Kräuter miteinander vermischen.

4 Die Räucherfischsülze kurz in heißes Wasser tauchen und auf einem Teller stürzen. Mit der Marinade servieren.

Zutaten

- Je 1 kleines geräuchertes Forellen- und Karpfenfilet (100 g)
- 80 g Paprikaschoten (bunt)
- 50 g Champignons (vorblanchiert)
- Grüner Pfeffer (zerstoßen)
- Rosa Beeren
- 1 P. Sülzepulver
- 1 EL Körnersenf
- 1 EL Distelöl
- 2 EL Kräuteressig
- 2 EL Rotwein
- Frisch gehackte Kräuter, z. B. Schnittlauch und Dill

Kalorien: 190 kcal
Fett: 7 g
Cholesterin: 65 mg

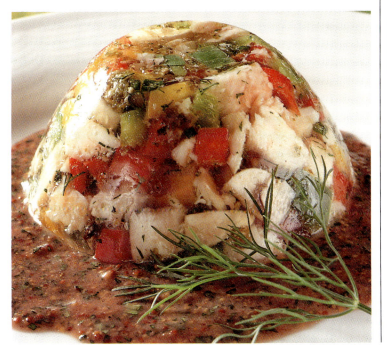

Fischöle sorgen für Blutdrucksenkung, indem sie verhindern, daß sich das »schlechte« Cholesterin an den Gefäßwänden ablagert. Sie verbessern auch den Blutfluß (siehe Seite 30).

Für 2 Personen

Zutaten
- 500 g Stangenspargel
- 240 g Schweinefilet
- 1 TL Olivenöl
- Jodsalz, Pfeffer aus der Mühle
- 2 EL Obstessig
- 1 TL Rapsöl
- 3 EL Weißwein
- 2 EL Spargelbrühe
- 1 TL rosa Beeren
- 1 gekochtes Eiweiß
- Etwas Butter
- 1 TL Sesam
- 50 g Allgäuer Emmentaler
- 300 g Kartoffeln

Kalorien: 553 kcal
Fett: 23 g
Cholesterin: 101 mg

Für 2 Personen

Zutaten
- 4 Scheiben Schweinefilet (je 50 g)
- Jodsalz, Pfeffer aus der Mühle
- 1/2 TL Sonnenblumenöl
- 4 Scheiben Tomaten
- 4 Scheiben Stangenbrot
- 4 Salatblätter
- 2 EL Sauerrahm
- Verschiedene Kräuter
- 1/2 Knoblauchzehe
- Ringe einer blauen Zwiebel

Kalorien: 323 kcal
Fett: 8 g
Cholesterin: 38 mg

Carpaccio vom Schweinefilet

1 Den Spargel dünn schälen, das harte Ende abschneiden und den Spargel in Salzwasser mit wenig Butter auf den Biß garen.
2 Das Schweinefilet in dünne Scheiben schneiden, mit Pfeffer würzen und in Olivenöl von beiden Seiten anbraten.
3 Alle Zutaten für die Sauce Vinaigrette miteinander vermischen.
4 Kartoffeln waschen, bürsten und in Salzwasser garen. Anschließend pellen und in geröstetem Sesam wälzen.
5 Den Spargel auf einem Teller verteilen, die gebratenen Schweinefilets darauf anrichten und das Ganze mit der Vinaigrette beträufeln und mit geriebenem Emmentaler bestreuen.

Als Beilage die Sesamkartoffeln reichen.

Gutsherrentoast

1 Die Schweinefiletscheiben leicht mit Jodsalz und Pfeffer aus der Mühle auf beiden Seiten würzen und in Öl anbraten. Zu den Filetscheiben werden kurz die Tomatenscheiben dazugelegt und mit erhitzt.
2 Auf je einer getoasteten Stangenbrotscheibe ein Salatblatt legen, darauf die Filetscheiben und darauf die Tomatenscheiben legen.
3 Aus Sauerrahm, den gewaschenen und grobgehackten Kräutern sowie der feingehackten 1/2 Knoblauchzehe eine würzige Sauce machen.
4 Die Sauce über die Filetscheiben verteilen und mit den Zwiebelringen garnieren.

Info Zu einer ausgewogenen Mischkost darf auch ein Schweinefilet gehören. Lassen Sie sich beim Metzger Ihres Vertrauens beraten. Fleisch versorgt uns mit wichtigen Nährstoffen. Es enthält neben Eiweiß und Vitaminen auch Mineralstoffe und Eisen (siehe Seite 21).

Karottensuppe mit feinen Kräutern

1 Die Zwiebel fein hacken und in einem Topf mit Margarine glasig dünsten.

2 Die Karotten schälen, in kleine Stücke schneiden. Die Kartoffel schälen, in Würfel schneiden und zusammen mit den Karotten in den Topf geben. Mit Gemüsebrühe aufgießen und alles ca. 15 Minuten weich garen.

3 Anschließend die Gemüsesuppe mit einem Mixstab pürieren und mit Jodsalz und Pfeffer abschmecken. Mit dem Weinessig verfeinern.

4 Die Suppe bei Bedarf nochmals erwärmen, aber nicht kochen lassen.

5 Die Suppe in Tellern anrichten und mit frisch gehackten Kräutern und den Nüssen bestreuen.

Für 2 Personen

Zutaten
- 1 Zwiebel
- 1 TL Margarine
- 250 g Karotten
- 1 Kartoffel
- 1/2 l Gemüsebrühe
- Jodsalz, Pfeffer aus der Mühle
- 1 EL Weinessig
- Je 1/2 Bund Dill und Petersilie
- 1 EL gehackte Nüsse

Kalorien: 212 kcal
Fett: 8 g
Cholesterin: —

Kalte Zucchinisuppe

1 Das Olivenöl in einem Topf erhitzen und die geschälte und feingehackte Zwiebel darin glasig anbraten.

2 Die Knoblauchzehe schälen, durch eine Knoblauchpresse drücken, zur Zwiebel geben und mit anbraten.

3 Die Fenchelknolle putzen, waschen, in feine Würfel schneiden, zur Zwiebel geben und glasig dünsten.

4 Die Zucchini putzen, in kleine Würfel schneiden, zum Gemüse geben und ebenfalls schmoren.

3 Das Ganze mit der Gemüsebrühe auffüllen und ungefähr 5 Minuten bei niedriger Hitze köcheln lassen – gelegentlich umrühren.

4 Anschließend die Suppe vom Herd nehmen und vollständig erkalten lassen.

5 Den Joghurt, den Sauerrahm sowie die frisch gehackten Kräuter unter die kalte Suppe ziehen und mit Zitronensaft, Jodsalz, Pfeffer und Zucker kräftig abschmecken.

5 Mit Kräuterzweigen ausgarnieren und servieren.

Info Zucchinis enthalten Magnesium und Vitamin A.

Für 2 Personen

Zutaten
- 1 TL Olivenöl
- 1 Zwiebel
- 1 Knoblauchzehe
- 1 kleine Fenchelknolle
- 300 g Zucchini
- 1/8 l Gemüsebrühe
- 1 Becher Joghurt
- 1 Becher Sauerrahm
- Frisch gehackte Kräuter (Estragon, Dill, Thymian)
- Saft von 1/2 Zitrone
- Jodsalz, Pfeffer aus der Mühle
- 1 Prise Zucker

Kalorien: 265 kcal
Fett: 16 g
Cholesterin: 43 mg

Für 2 Personen

Zutaten

- Je 100 g rote und grüne Paprikaschoten
- 1 Stange Bleichsellerie
- 1 Kohlrabi
- 1 TL Sonnenblumenöl
- 1 Schalotte
- 1 Knoblauchzehe
- 1/8 l Gemüsebrühe
- 2 Becher Kefir
- Jodsalz, Pfeffer aus der Mühle
- 1 Prise Muskat
- Frisch gehackte Kräuter (Zitronenmelisse, Borretsch)

**Kalorien: 244 kcal
Fett: 12 g
Cholesterin: 37 mg**

Gemüsesuppe auf Gärtnerinnenart

1 Die Paprikaschoten halbieren, entkernen, waschen, gut abtropfen lassen und würfeln.
2 Den Bleichsellerie sorgfältig putzen, waschen und ebenfalls würfeln.
3 Den Kohlrabi schälen und in feine Scheiben schneiden.
4 Das Öl in einem Topf erhitzen und die feingehackte Zwiebel darin schwitzen, bis sie glasig wird.
5 Die Knoblauchzehe durch eine Presse drücken, zur Zwiebel geben und kurz mit anbraten.
6 Das Gemüse zur Zwiebel geben und glasig dünsten. Mit der Brühe auffüllen und bei mäßiger Hitze ca. 10 Minuten köcheln lassen. Die Gemüsesuppe vom Herd nehmen und erkalten lassen.
7 In die kalte Suppe den Kefir portionsweise einrühren. Die Suppe mit Jodsalz, Pfeffer und Muskat abschmecken und mit den frisch gehackten Kräutern bestreuen.
8 Sie können diese Suppe warm oder kalt servieren. Wenn Sie sie warm essen möchten, dann nicht mehr aufkochen lassen, nur noch leicht erhitzen.

Kräuter sind für die gute Küche besonders wichtig: Sie enthalten Vitamine und verleihen mit ihren Aromastoffen den Gerichten die eigentliche Würze.

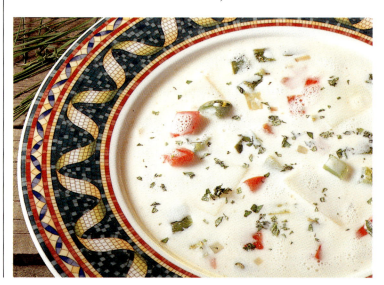

Hauptgerichte mit Geflügel, Fleisch, Fisch und Gemüse

Grundprinzip einer vitalen Ernährung ist die sogenannte Fitneßpyramide, die alle wichtigen Hauptnährstoffe in der richtigen Relation enthält (siehe Seite 19). Die größte Gruppe bilden Brot, Getreideprodukte, Gemüse und Gemüsesäfte; sie sorgen für Kraft. Für den Knochen- und Muskelaufbau werden Fleisch, Geflügel, Milch, Milchprodukte, Fisch und Eier benötigt. Obst sorgt für den Schutz der Körperzellen. Energie liefern Fette und Öle; sie werden für die Vitaminverwertung benötigt und sind wichtige Aromaträger. Samen, Sprossen, Kräuter und Nüsse sind vitalisierende Stoffe. Mineralwasser beliefert den Mineralstoffhaushalt mit Mineralstoffen und Spurenelementen. Ihr Genuß in der richtigen Korrelation sorgt für eine ausgewogene Ernährung. Gemäß diesem Schema sind für Sie die folgenden Rezepte für Hauptgerichte zusammengestellt. Sie können die Rezepte auch auf Ihren Geschmack zuschneiden, sofern Sie die Regeln einer fettarmen Ernährung beherzigen.

Hähnchengeschnetzeltes

1 Die in Streifen geschnittenen Hähnchenbrüste mit kleingeschnittener Frühlingszwiebel und Pfeffer kurz marinieren. Das Öl erhitzen und die geschnetzelten Hähnchenbrüste darin kurz anbraten.

2 In Streifen geschnittene Paprikaschoten und kleingeschnittene Egerlinge sowie das zerkleinerte Gemüse dazugeben. Mit Pfeffer, Jodsalz, Thymian und Rosmarin würzen. Mit Brühe angießen und auf den Biß dünsten.

3 Zum Schluß das Ganze mit der Sahne und den pürierten Tomaten verfeinern.

4 Als Beilage eignen sich grüne Nudeln aus Hartweizengrieß.

Sich vernünftig zu ernähren ist nichts Neues. Schon die alten Griechen wußten: »In einem gesunden Körper lebt ein gesunder Geist.«

Für 2 Personen

Zutaten
- 2 Hähnchenbrüste à 150 g
- 1 Frühlingszwiebel
- Rosa Pfeffer
- 1 TL Sonnenblumenöl
- Je 50 g Paprikaschoten (grün, gelb, rot)
- 100 g Egerlinge
- 1 Karotte
- 1 Zucchini
- Jodsalz, Pfeffer aus der Mühle
- Thymian
- Rosmarin
- 1 Tasse Gemüsebrühe
- 2 EL Sahne
- 2 pürierte Tomaten

Kalorien: 335 kcal
Fett: 11 g
Cholesterin: 105 mg

Für 2 Personen

Zutaten
- 1/2 Kopf Endiviensalat
- 100 g Champignons
- 1 Schalotte
- 250 g Hähnchenbrustfilet
- Jodsalz, weißer Pfeffer
- 1/2 Becher Sauerrahm
- Frisch gehackter Rosmarin
- Etwas Sonnenblumenöl
- 25 g geriebener Parmesan

Kalorien: 550 kcal
Fett: 8 g
Cholesterin: 90 mg

Für 2 Personen

Zutaten
- 2 Truthahnschnitzel à 150 g (aus der Brust geschnitten)
- Jodsalz
- 1 1/2 harte Brötchen
- 3 EL Milch
- 60 g Paprikaschotenwürfel (bunt)
- 60 g Champignons (kleinge- würfelt)
- Muskat
- Etwas getrockneter Thymian
- Frische Kräuter (Basilikum, Rosmarin, Kerbel)
- 1 TL Olivenöl

Kalorien: 640 kcal
Fett: 19 g
Cholesterin: 120 mg

Hähnchenbrust auf Endiviengemüse

1 Den Backofen auf 200 °C vorheizen. Den Endiviensalat waschen und in feine Streifen schneiden. Die Champignons putzen und blättrig schneiden. Die Schalotte schälen und fein würfeln.

2 Die Hähnchenbrustfilets in 2 cm dicke Scheiben schneiden und mit Salz und Pfeffer würzen.

3 Die Endivienstreifen und die Champignonscheiben in einem Topf mit wenig Wasser kurz dünsten. Mit dem Sauerrahm verfeinern und mit Salz, Pfeffer und Rosmarin abschmecken. Das Gemüse warm stellen.

4 Die feingehackte Schalotte in Öl andünsten. Das Fleisch dazugeben und von allen Seiten leicht anbraten.

5 Das Fleisch in eine Auflauf- form geben, mit dem Parmesan bestreuen und im Ofen so lange überbacken, bis der Käse zerlau- fen und goldbraun geworden ist.

6 Das Endivien-Champignon- Gemüse auf 2 Tellern anrichten und die mit Käse überbackenen Hähnchenbruststreifen darauf- legen.

Als Beilage empfehlen sich Pellkartoffeln.

Truthahnbrust mit Gemüsefüllung

1 Die Truthahnschnitzel leicht klopfen und mit Jodsalz würzen.

2 Das geriebene Brötchen mit heißer Milch überbrühen.

3 Die Paprikaschoten- und Champignonwürfel unter die Masse mischen und mit Salz, Muskat und Thymian würzen.

4 Die Masse auf das eine Trut- hahnschnitzel auftragen und mit dem anderen Schnitzel bedecken.

5 Eine Alufolie dünn mit Öl bestreichen und die Schnitzel darin einwickeln. Bei 180 °C et- wa 25 Minuten garen.

6 Die fertigen Truthahn- schnitzel auswickeln, in Schei- ben schneiden und mit den Kräutern bestreuen.

Als Beilage eignen sich Schnitt- lauchkartoffeln.

Geflügelbrüstchen in Rotweinsauce

1 Die Truthahnbrüstchen mit Salz und Pfeffer würzen und in kochendem Salzwasser garen.
2 Für die Sauce den gewürfelten Schinken in einer Pfanne anbraten, die Margarine dazugeben und mit dem Mehl binden.
3 Das Tomatenmark beifügen, die Gemüsebrühe aufgießen und einkochen lassen. Nach und nach den Rotwein zugeben, bis eine sämige Sauce entsteht.
3 Das Gemüse putzen und in mundgerechte Stücke schneiden. In etwas Gemüsebrühe blanchieren und dann mit frischen Kräutern bestreuen.
4 Die Truthahnbrüstchen in Scheiben aufschneiden und zusammen mit dem Gemüse auf Tellern anrichten. Dazu die Rotweinsauce reichen.

Für 2 Personen

Zutaten
- 2 Truthahnbrüstchen à 130 g
- Jodsalz, Pfeffer aus der Mühle
- 50 g gekochter Schinken
- 1/2 TL Margarine
- 1 EL Mehl
- 2 TL Tomatenmark
- 1/4 l Gemüsebrühe
- 1/4 l Rotwein
- 200 g Egerlinge
- 200 g Karotten
- 50 g Perlzwiebeln
- 1 EL gemischte Kräuter
- 1/8 l Gemüsebrühe

Kalorien: 472 kcal
Fett: 15 g
Cholesterin: 142 mg

Putenbrustfilets auf Kohlnudeln

1 Öl und Currypulver vermischen. Die Putenbrustfilets mit Salz und Pfeffer würzen und im Curryöl kurze Zeit marinieren.
2 Wasser mit etwas Jodsalz zum Kochen bringen und die Nudeln darin auf den Biß garen.
3 Das Gemüse putzen und in mundgerechte Stücke bzw. in feine Streifen schneiden.
4 Die Filets in einer beschichteten Pfanne von beiden Seiten gut anbraten und anschließend im Backofen bei einer Temperatur von 150 °C noch ca. 20 Minuten gar ziehen lassen.
5 Während die Putenbrustfilets im Ofen fertig garen, das Gemüse in Öl anschwitzen, mit Zucker, Salz und Pfeffer aus der Mühle würzen und dann mit Wasser ablöschen. Unter ständigem Rühren einige Minuten gar köcheln. Sobald die Flüssigkeit verdampft ist, die Nudeln zum Erwärmen hinzufügen. Falls nötig, noch einige EL Wasser hinzugeben.
6 Zum Schluß den feingehackten Schnittlauch unterrühren.
7 Die Kohlnudeln in der Mitte eines vorgewärmten Tellers anrichten. Die Putenbrustfilets auf die Nudeln setzen und mit frisch gehackten Schnittlauchröllchen bestreuen.

Für 2 Personen

Zutaten
- 1 TL Sonnenblumenöl
- 1/2 TL Currypulver
- 2 Putenbrustfilets à 150 g
- 1/8 l Wasser, etwas Zucker
- 80 g Bandnudeln
- 160 g Steckrüben
- 2 kleine Kohlrabi
- 1/2 kleiner Wirsingkohl
- 1 EL Sonnenblumenöl
- Jodsalz, Pfeffer aus der Mühle
- 1 EL gehackter Schnittlauch

Kalorien: 482 kcal
Fett: 10 g
Cholesterin: 90 mg

Für 2 Personen

Zutaten

- 2 Hähnchenbrustfilets à 150 g
- 4 Salbeiblätter
- 40 g gekochter Schinken (dünn aufgeschnitten)
- Rosmarin
- 1 Chicorée
- Schweinenetz
- 1 TL Sonnenblumenöl
- 200 g Austernpilze
- 1 TL Rapsöl
- 1 EL frisch gehackte Petersilie
- Jodsalz

Kalorien: 295 kcal
Fett: 9 g
Cholesterin: 107 mg

Hähnchenbrustfilet im Chicoréemantel

1 Die Hähnchenbrustfilets waschen und mit einem Küchenkrepp trockentupfen.

2 Das eine Filet mit Salbeiblättern belegen, darauf den Schinken geben, anschließend mit Rosmarin bestreuen und zum Abschluß das andere Filet obenauf setzen.

3 Den Chicorée waschen, den Strunk entfernen und die Filets in die Blätter einwickeln. Das Schweinenetz auslegen und die in Chicorée gehüllten Filets damit einschlagen.

4 Das Öl heiß werden lassen, die Hähnchenbrustfilets darin von beiden Seiten anbraten und anschließend im Backofen bei einer Temperatur von 180 °C ca. 15 bis 20 Minuten fertig garen.

5 In der Zwischenzeit die Austernpilze putzen – nicht waschen – und in Rapsöl kurz andünsten. Etwas gehackte Kräuter dazugeben und mit wenig Jodsalz würzen.

6 Die Pilze dekorativ auf Tellern anrichten. Die Hähnchenbrüste im Chicoréemantel in Scheiben schneiden und zu den Austernpilzen reichen. Die Hähnchenbrustfilets mit der Petersilie bestreuen.

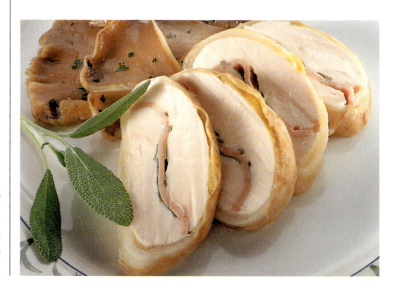

Hähnchenbrust zeichnet sich durch einen sehr geringen Fettanteil aus. Zudem nimmt Hühnerfleisch optimal die Würzung an, ohne seinen Eigengeschmack zu verlieren.

Schweinekotelett auf bunten Linsen

1 Die Schweinekoteletts von beiden Seiten mit Jodsalz und Pfeffer würzen.

2 Das Gemüse sowie den Knoblauch putzen und kleinschneiden. Den Kerbel waschen, die Blättchen von den Stielen zupfen und fein schneiden. Danach die Linsen gründlich waschen.

3 Die Brühe in einen Dampfkochtopf geben und heiß werden lassen. Die Linsen mit den Lorbeerblättern in das Dampfsieb geben und ca. 20 Minuten dämpfen oder Linsen aus der Konserve gleich zum übrigen Gemüse geben. Anschließend das Gemüse und die Koteletts noch etwa 10 Minuten dämpfen.

4 Den Topf vom Herd nehmen und das Gericht noch etwa 3 Minuten ruhen lassen. Die Koteletts und das Linsengemüse auf 2 Tellern anrichten und mit den Kerbelblättchen bestreuen.

Als Beilage eignet sich besonders gut Reis.

Für 2 Personen

Zutaten
- 2 Schweinekoteletts à 150 g
- Jodsalz, weißer Pfeffer
- 100 g Karotten
- 1 Zwiebel
- 50 g Sellerie
- 250 g Lauch
- 1 Knoblauchzehe
- 1 Bund Kerbel
- 100 g bunte Linsen
- 1/4 l Gemüsebrühe
- 2 Lorbeerblätter

Kalorien: 615 kcal
Fett: 12 g
Cholesterin: 90 mg

Schweinegeschnetzeltes mit Brokkoli

1 Das Schweineschnitzel in schmale Streifen schneiden und in einer Pfanne mit dem Öl anbraten. Dann die in Ringe geschnittenen Zwiebeln dazugeben und glasig dünsten. Das Mehl über das Fleisch stäuben und mit Gemüsebrühe angießen. Bei milder Hitze einige Minuten garen.

2 Zum Schluß mit Jodsalz und Pfeffer würzen und mit der Sahne verfeinern.

3 Den Brokkoli sorgfältig putzen, waschen und in wenig Gemüsebrühe auf den Biß dünsten.

4 Den Naturreis in Salzwasser kochen.

5 Das Schweinegeschnetzelte mit dem Brokkoli anrichten und als Beilage den Reis reichen.

Info Brokkoli enthält Vitamin A, K, B1, Vitamin C und wichtige Spurenelemente.

Für 2 Personen

Zutaten
- 300 g Schweineschnitzel
- 1 TL Öl
- 2 Zwiebeln
- 1 EL Mehl
- 1/8 l Gemüsebrühe
- 4 EL Sahne, 10 %, (z. B. Kaffeesahne)
- Pfeffer aus der Mühle, Jodsalz
- 300 g Brokkoli
- 4 EL Naturreis

Kalorien: 483 kcal
Fett: 17 g
Cholesterin: 108 mg

Für 2 Personen

Zutaten

- 2 Scheiben Schweinefilet à ca. 80 g
- 1 TL Butterschmalz
- 1 Frühlingszwiebel
- 1 TL Butter
- 150 g Austernpilze
- 1 EL Schinkenwürfel
- 2 EL eingedickte Sahne
- 1 EL gehackte Kräuter
- Jodsalz, Pfeffer aus der Mühle
- 2 Scheiben Weißbrot
- 1 EL geschnittene Kresse

Kalorien: 332 kcal
Fett: 17 g
Cholesterin: 83 mg

Feinschmeckertoast

1 Die Schweinefilets leicht klopfen, würzen und in Butterschmalz beidseitig braten.

2 Die geschnittene Frühlingszwiebel in Butter leicht andünsten. Die geputzten, gewaschenen und zerkleinerten Austernpilze hinzufügen und alles bei mäßiger Hitze auf den Biß garen. Schinkenwürfel und Sahne zugeben und cremig einkochen.

3 Die gehackten Kräuter hinzufügen und mit Jodsalz und Pfeffer würzen.

4 Die gebratenen Schweinefilets auf die angerösteten Weißbrotscheiben legen und die cremigen Pilze darübergeben.

5 Zu guter Letzt alles mit gewaschener Kresse bestreuen und mit Pfeffer aus der Mühle würzen.

Für 2 Personen

Zutaten

- 1 kg frischer Spargel
- Jodsalz, Zucker
- 1 TL Margarine
- 1 TL Mehl
- 4 EL Sahne
- 1 EL gehackte Petersilie
- Weißer Pfeffer
- 2 Scheiben Rinderfilet à 150 g
- 1 TL Rapsöl
- 1 Frühlingszwiebel
- 100 g Egerlinge
- 1 Tomate

Kalorien: 436 kcal
Fett: 17 g
Cholesterin: 133 mg

Rindermedaillons mit Rahmspargel

1 Den Spargel dünn schälen (die Enden abschneiden) und in leicht gesalzenem Wasser mit einer Prise Zucker garen; dann herausnehmen, abkühlen lassen und in daumengroße Stücke schneiden.

2 Die Margarine erhitzen, das Mehl einrühren und die Mehlschwitze mit Spargelsud aufgießen. Gut verkochen lassen und mit der Sahne und der gehackten Petersilie verfeinern. Danach mit Jodsalz und weißem Pfeffer würzen.

3 Die Spargelstücke vorsichtig unterheben und bei schwacher Hitze kurz ziehen lassen.

4 Die Rinderfiletscheiben pfeffern und in heißem Öl von beiden Seiten anbraten, dann warm stellen.

5 Die Frühlingszwiebel kleinschneiden und die geviertelten Egerlinge dazugeben, kurz erhitzen und die Würfel der abgezogenen Tomate hinzufügen. Leicht mit Jodsalz und Pfeffer würzen.

6 Die gebratenen Rinderfiletscheiben auf 2 Tellern anrichten, die Pilzgarnitur darübergeben und dazu den Rahmspargel reichen.

Schweinegeschnetzeltes »Hongkong«

Für 2 Personen

1 Das Fleisch in feine Streifen schneiden und mit der Stärke, etwas Zucker und 1 TL Sojasauce vermischen. 1/2 EL Erdnußöl in einem Wok oder einer beschichteten Pfanne erhitzen und die geschälten und gehackten Knoblauchzehen darin goldgelb braten.

2 Die Paprikaschote putzen, entkernen und in dicke Ringe schneiden. Die Karotten schälen und in Stifte schneiden. Zusammen mit den Brokkoliröschen in die Pfanne geben und unter ständigem Rühren leicht anbraten.

3 Die in Scheiben geschnittenen Bambussprossen hinzufügen und alles unter Rühren kurz weiterbraten. Das Gemüse herausnehmen und beiseite stellen.

4 In der Zwischenzeit den Reis in Wasser garen.

5 Das Fleisch in die Pfanne geben und so lange braten, bis es fast gar ist. Mit Ingwer würzen.

6 Dann Wasser, Pfeffer und noch etwas Sojasauce verrühren, zum Fleisch geben und umrühren. Das Gemüse hinzufügen, einmal aufkochen und sofort mit dem Reis servieren.

Zutaten

- 300 g Schweineschnitzel
- 2 TL Maisstärke
- Etwas Zucker
- 1 EL Sojasauce
- 1 EL Erdnußöl
- 2 Knoblauchzehen
- 80 g grüne Paprikaschote
- 80 g Karotten
- 80 g Brokkoliröschen
- 80 g Bambussprossen
- 80 g Naturreis
- Etwas Ingwer
- 200 ml Wasser
- Jodsalz, Pfeffer aus der Mühle

Kalorien: 340 kcal
Fett: 15 g
Cholesterin: 97 mg

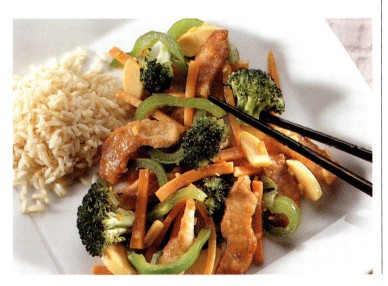

Wollen Sie dieses Gericht für mehrere Personen zubereiten, braten Sie die größere Menge am besten portionsweise im Wok an.

Für 2 Personen

Zutaten

- 2 Kalbsfilets à 150 g
- Pfeffer aus der Mühle
- 1 EL gehackte Walnüsse
- Verschiedene frische Kräuter (z. B. Basilikumblätter, Majoran, Salbei, Petersilie)
- 1 TL Olivenöl
- 1/2 Tasse Gemüsebrühe
- Je 120 g Zucchini, Karotten, Sellerie
- 3 EL Gemüsebrühe

Für die Sauce

- 1/2 Tasse Gemüsebrühe
- 1 Frühlingszwiebel
- 60 g Blauschimmelkäse
- 2 EL Milch, 1,5 %
- Safran
- Gehackte Kräuter

Kalorien: 390 kcal
Fett: 16 g
Cholesterin: 128 mg

Gefüllte Kalbsröllchen mit Safransauce

1 Die Kalbsfilets der Länge nach einschneiden, so daß jeweils eine dünne Scheibe entsteht. Die Scheiben aufklappen, mit Pfeffer würzen. Die Walnüsse daraufgeben und mit den frischen Kräutern bestreuen.

2 Die Filets aufrollen und mit Zahnstochern zusammenhalten oder mit Küchengarn umwickeln. In einer Pfanne das Öl erhitzen, die Kalbsröllchen von allen Seiten kurz anbraten, mit etwas Brühe angießen und anschließend im Backofen bei einer Temperatur von 160 °C ca. 8 bis 10 Minuten fertig garen.

3 Das Gemüse entweder in kleine Würfel schneiden und in wenig Brühe auf den Biß garen oder mit einem Spezialausstecher kleine Gemüseperlen ausstechen und ebenfalls dünsten.

4 Für die Sauce die Brühe in einem Topf erhitzen, dann die kleingehackte Frühlingszwiebel dazugeben, kurz andünsten. Anschließend den Blauschimmelkäse sowie Milch, Safran und gehackte Kräuter dazugeben. Nun den Käse unter ständigem Rühren schmelzen lassen.

5 Die Kalbsfilets aus dem Ofen nehmen, Zahnstocher oder Küchengarn entfernen und das Fleisch schräg in Scheiben schneiden. Die Filets auf Tellern anrichten und mit den Gemüseperlen und der Blauschimmelkäsesauce servieren.

Info Wenn Ihnen die Herkunft des Kalbfleisches am Herzen liegt, kaufen Sie Ihr Fleisch beim Biometzger oder auf dem Bauernmarkt direkt vom Bauern. Eine weitere Möglichkeit ist der Kauf von Fleisch bei Ihrem Qualitätsmetzger.
Leider ist Fleisch zur Zeit etwas in Verruf gekommen, dabei ist es ein wichtiger Eiweißlieferant. In Maßen genossen, versorgt es den menschlichen Körper zudem mit wichtigen Mineralien und Spurenelementen (siehe Seite 21). Kombinieren Sie Fleisch immer mit Gemüse und Vollkornprodukten, dann erhalten Sie eine hohe Nährstoffdichte, die Sie ausreichend versorgt.

Lammfilet à la Provence

Für 2 Personen

1 Die Lammfilets mit Pfeffer würzen und in heißem Olivenöl anbraten. Anschließend die Filets warm stellen.

2 Die gekochten Kartoffeln pellen, in Scheiben schneiden und zusammen mit der in Ringe geschnittenen Zwiebel in die Pfanne geben und goldgelb anbraten. Dann die geputzte, gewaschene und in Scheiben geschnittene Zucchini hinzufügen und auf den Biß garen. Alles mit Jodsalz und Pfeffer würzen und mit den feingehackten Kräutern bestreuen.

3 Für die Dekoration Scheiben von einem geschälten Apfel in Margarine kurz andünsten.

4 Das Kartoffel-Zucchini-Gemüse auf Tellern anrichten und darauf die gebratenen Lammfilets setzen. Mit den Apfelscheiben schön ausgarnieren. Zum Schluß noch mit frischen Minzeblättern bestreuen.

Zutaten
- 4 Lammfilets (mager) à 75 g
- Pfeffer aus der Mühle
- 1 TL Olivenöl
- 4 gekochte Kartoffeln
- 1 rote Zwiebel
- 1 Zucchini
- Jodsalz, Pfeffer aus der Mühle
- Je 1 EL Schnittlauch und Petersilie
- 1 roter Apfel
- 1 TL Margarine
- Minzeblätter

Kalorien: 575 kcal
Fett: 19 g
Cholesterin: 80 mg

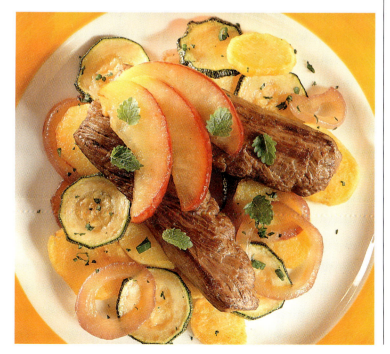

Lammfleisch ist absolut unbedenklich und wenig umweltbelastet. Es versorgt den Körper mit dem Spurenelement Eisen, das u. a. für das Immunsystem wichtig ist.

Für 2 Personen

Zutaten

- 1 kleiner Kopf Wirsing
- Etwas Jodsalz
- 2 Lammnüßchen aus der Keule à 130 g
- 2 Knoblauchzehen
- 1 TL Rapsöl
- 1 Frühlingszwiebel
- 50 g Champignons
- 1 TL Olivenöl
- Je 1 TL gehackter Thymian und Rosmarin
- Pfeffer aus der Mühle
- Etwas Gemüsebrühe

Kalorien: 305 kcal
Fett: 20 g
Cholesterin: 60 mg

Lammnüßchen im Wirsingmantel

1 Den Wirsing putzen und den Strunk herausschneiden. Die Blätter vorsichtig ablösen, waschen und in Salzwasser ca. 2 Minuten blanchieren. Anschließend abschrecken und beiseite stellen.

2 Die Lammnüßchen von den Sehnen befreien. Den Knoblauch schälen und in Stifte schneiden. Die Lammnüßchen damit spicken. Das Öl in einer Pfanne erhitzen und das Fleisch von beiden Seiten rasch anbraten.

3 Die Frühlingszwiebel putzen, waschen und in feine Ringe schneiden. Die Champignons waschen, putzen und kleinschneiden. Die Zwiebel in Öl andünsten, Champignons sowie gehackte Kräuter hinzufügen und das Ganze mit Jodsalz und Pfeffer ziemlich kräftig abschmecken.

4 Mehrere Wirsingblätter so aufeinanderlegen, daß sie ein Stück überlappen, und darauf die Zwiebel-Pilz-Mischung verteilen. Je ein Lammnüßchen auf die Wirsingblätter setzen, diese zu Rouladen zusammenrollen und mit Küchengarn umwickeln.

5 Die Lammnüßchen in eine Pfanne setzen, mit etwas Brühe angießen und im vorgeheizten Backofen ungefähr 25 bis 30 Minuten garen.

6 Die Lammnüßchen im Wirsingmantel in Scheiben aufschneiden und auf Tellern anrichten; bei Bedarf nachwürzen.

Als Beilage neue Kartoffeln.

Info Fleisch enthält Fettsäuren, mit der unser Organismus durchaus zu kämpfen hat. Zu Unrecht in Mißkredit geraten ist das Wort »Fett«, denn ohne diesen Stoff wären Haut und innere Organe nicht geschützt. Die Fettschicht hält den Menschen warm, die Körperzellen werden geschützt, weil sie von einer ölig-feuchten Membranschicht umgeben sind. Ist der Fetthaushalt gestört, trocknet die Haut aus und wird spröde und rissig. Nur der übermäßige Genuß von Fett führt zu hohem Cholesterinspiegel.

Steaks mit Paprikasauce

1 Die Rumpsteaks mit Pfeffer würzen und in Margarine von beiden Seiten ca. 8 Minuten braten.

2 Für die Sauce die Paprikaschoten waschen, halbieren, putzen und in feine Streifen schneiden. Den Knoblauch schälen und fein hacken. In der Gemüsebrühe die Paprikastreifen andünsten. Knoblauch hinzufügen und alles bei milder Hitze ca. 10 Minuten garen. Das Gemüse mit Jodsalz und den eingelegten Pfefferkörnern abschmecken; mit Sahne verfeinern und warm stellen.

3 Die Kartoffeln abbürsten und im Dampfdruckkochtopf garen. Anschließend schälen.

4 Die Rumpsteaks auf Tellern anrichten und mit der Paprikasauce überziehen. Mit den frischgehackten Kräutern bestreuen. Dazu die Pellkartoffeln reichen.

Für 2 Personen

Zutaten
- 2 Rumpsteaks à 150 g
- Pfeffer aus der Mühle
- 1 TL Margarine
- Je 1 rote und 1 gelbe Paprikaschote
- 1 Knoblauchzehe
- Etwas Gemüsebrühe
- Jodsalz, 1/2 TL eingelegter grüner Pfeffer
- 2 EL Sahne
- 400 g Kartoffeln
- 1 EL frisch gehackte Kräuter (Petersilie, Kerbel)

Kalorien: 508 kcal
Fett: 16 g
Cholesterin: 103 mg

Zucchinipflanzerl mit Currysauce

1 Die Zucchini waschen, nicht schälen, und 12 dünne Scheiben abschneiden. Den Rest mit der Schale raspeln. Die Rosinen fein hacken.

2 Die Schalotte abziehen, in ganz feine Würfel schneiden und zusammen mit den Zucchinischeiben in 1/2 TL Öl kurz andünsten.

3 Das Hackfleisch mit der feingehackten Schalotte, den Zucchiniraspeln und den Rosinen mischen. Das Ganze mit Worcestersauce, Salz und Pfeffer würzen.

4 Aus der Hackfleischmasse 1 cm dicke Pflanzerl formen und in einer beschichteten Pfanne mit dem restlichen Öl auf jeder Seite ca. 7 Minuten braten.

5 Aus Sauerrahm, Currypulver, Salz, Pfeffer und Zucker eine Sauce herstellen. Die gedünsteten Zucchinischeiben daruntermischen.

6 Die Zucchinipflanzerl auf einem Teller anrichten, mit der Currysauce übergießen.

Als Beilage Reis, Kartoffelbrei oder Baguette reichen.

Für 2 Personen

Zutaten
- 250 g Zucchini
- 1 EL Rosinen
- 1 Schalotte
- 250 g Rinderhack
- 1 TL Worcestersauce
- Jodsalz, Pfeffer aus der Mühle
- 1 EL Olivenöl
- 1 Becher Sauerrahm (10 %)
- Currypulver
- 1 Prise Zucker

Kalorien: 517 kcal
Fett: 25 g
Cholesterin: 106 mg

Für 2 Personen

Zutaten
- 300 g Seezungenfilets
- Jodsalz, weißer Pfeffer
- 1 EL Olivenöl
- 300 g Frühlingslauch
- 2 EL gehackte Walnüsse
- 50 g Joghurt, 1,5 %
- 1 EL feingehackte Petersilie

Kalorien: 308 kcal
Fett: 12 g
Cholesterin: 90 mg

Seezungenfilet mit Frühlingslauch

1 Die Seezungenfilets mit Jodsalz und Pfeffer würzen. Mit Olivenöl bestreichen.

2 Den Frühlingslauch putzen, waschen und in ca. 4 cm große Stücke schneiden. Das Gemüse in ein Dämpfsieb legen und über Wasser ca. 5 Minuten garen.

3 Die Fischfilets darauflegen, mit Walnüssen bestreuen und 5 Minuten mitdämpfen.

4 Die Filets mit dem Lauch auf Tellern anrichten. Von der Dämpfflüssigkeit ca. 6 EL mit Joghurt und der feingehackten Petersilie mischen. Die Sauce mit Jodsalz und Pfeffer abschmecken und über dem Fisch verteilen.

Als Beilage eignen sich Salzkartoffeln.

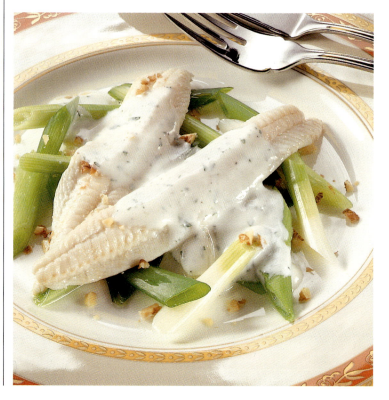

Behutsames Dampfgaren hilft, die Nährstoffe in Fisch und Gemüse zu erhalten. Zu langes Garen bei großer Hitze zerstört die Vitamine. Fisch sollte unbedingt am Tage des Einkaufs verzehrt werden.

Zitronenfischfilets auf Blattspinat

1 Die Fischfilets pfeffern und von beiden Seiten braten.

2 Eine kleingeschnittene Frühlingszwiebel in Sonnenblumenöl glasig dünsten, den Spinat dazugeben und mit Jodsalz, Pfeffer und Muskatpulver würzen.

3 Die Kartoffeln gut waschen und mit der Schale garen, anschließend pellen. Sesam in einer beschichteten Pfanne kurz anrösten und die geschälten Kartoffeln darin wenden.

4 Für die Sauce eine kleingeschnittene Frühlingszwiebel in der Margarine andünsten. Die geraspelte Zitronenschale hinzufügen. Mit Zitronen- und Apfelsaft aufgießen und leicht einkochen lassen. Zum Schluß die Kräuter darüberstreuen.

5 Den Blattspinat auf Tellern anrichten, die Fischfilets daraufsetzen und mit der Zitronensauce überziehen.

Als Beilage reichen Sie die Sesamkartoffeln.

Für 2 Personen

Zutaten

- 2 Fischfilets à 160 g (z. B. Scholle, Rotbarsch, Forelle)
- Pfeffer
- 2 Frühlingszwiebeln
- 1 TL Sonnenblumenöl
- 400 g Blattspinat (blanchiert)
- Jodsalz
- Muskatpulver
- 400 g Kartoffeln, 1 TL Sesam
- 1 TL Margarine
- Schale und Saft einer Zitrone
- 4 EL Apfelsaft
- Schnittlauch, Dill, Zitronenmelisse

Kalorien: 445 kcal
Fett: 15 g
Cholesterin: 88 mg

Seelachsfilet auf Spinatbett

1 Die Seelachsfilets unter fließendem Wasser waschen, trockentupfen, mit Worcestersauce und Zitronensaft beträufeln, mit Jodsalz und Pfeffer würzen und im Kühlschrank 10 bis 15 Minuten ziehen lassen.

2 Den Spinat verlesen, waschen und gut abtropfen lassen. Die Gemüsebrühe erhitzen und den Spinat darin blanchieren, herausnehmen, gut abtropfen lassen und in einer leicht geölten Auflaufform verteilen. Mit Jodsalz, Pfeffer und Muskat würzen.

3 Die Seelachsfilets auf den Spinat legen und im vorgeheizten Backofen bei 180 bis 200 °C ca. 15 bis 18 Minuten garen.

4 In der Zwischenzeit die Kartoffeln waschen, gut bürsten und im Dampfdruckkochtopf garen. Anschließend kurz abschrecken und pellen.

5 Die Seelachsfilets zusammen mit dem Spinat auf Tellern anrichten.

Als Beilage die Pellkartoffeln reichen.

Für 2 Personen

Zutaten

- 2 Seelachsfilets à 150 g
- Etwas Worcestersauce
- Etwas Zitronensaft
- Jodsalz, Pfeffer aus der Mühle
- 300 g Spinat
- 1/4 l Gemüsebrühe
- 1 Prise Muskat
- 400 g Kartoffeln

Kalorien: 405 kcal
Fett: 8 g
Cholesterin: 65 mg

Für 2 Personen

Zutaten
- 300 g Rotbarschfilets
- Pfeffer aus der Mühle
- Etwas Zitronensaft
- 1 kleiner Kopf Blumenkohl
- 100 ml Gemüsebrühe
- 1/2 Becher Sauerrahm, 10 %
- 25 g Emmentaler
- Jodsalz, Pfeffer aus der Mühle
- Geriebene Muskatnuß
- 2 EL gehackte Petersilie
- 1/2 TL Margarine zum Ausfetten

Kalorien: 348 kcal
Fett: 15 g
Cholesterin: 155 mg

Rotbarsch-Blumenkohl-Gratin

1 Eine Gratinschüssel ausfetten, mit den Fischfilets belegen. Diese pfeffern und mit Zitronensaft beträufeln.

2 Den Blumenkohl waschen, putzen und in kleine Röschen teilen. In heißer Brühe auf den Biß garen, abtropfen lassen und über den Fisch schichten.

3 Den Sauerrahm mit Käse, Jodsalz, Pfeffer, Muskatnuß und Petersilie verrühren und über das Rotbarsch-Blumenkohl-Gratin gießen. Im Ofen bei 200 °C ca. 25 Minuten goldbraun überkrusten.

Als Beilage eignen sich besonders Pellkartoffeln oder eine bunte Salatschüssel.

Info Fisch enthält nur wenig gesättigte Fettsäuren, dafür aber die wichtigen Omega-3-Fettsäure, der eine große Schutzwirkung gegen Arteriosklerose nachgewiesen wurde und die den Cholesterinspiegel nicht negativ beeinflußt.

Für 2 Personen

Zutaten
- 300 g Rotbarschfilets
- Etwas Zitronensaft
- Jodsalz
- 300 g Brokkoli
- 1/2 Becher Sauerrahm, 10 %
- 50 g Emmentaler
- Geriebene Muskatnuß
- 1 EL gehackte Petersilie
- 1 TL Butter oder Margarine zum Ausfetten

Kalorien: 393 kcal
Fett: 17 g
Cholesterin: 165 mg

Überbackener Fisch mit Brokkoli

1 Eine Gratinschüssel fetten und mit den gesalzenen Fischfilets auslegen; mit Zitronensaft beträufeln.

2 Den Brokkoli waschen, putzen und in kleine Röschen zerteilen. Den Stengel in kleine Stücke schneiden. Das Gemüse über dem Fisch schichten.

3 Den Sauerrahm mit Käse, Jodsalz, Muskatnuß und Petersilie verrühren und über den Fisch gießen.

4 Das Gratin im Ofen bei 200 °C ca. 15 Minuten goldbraun überkrusten.

5 Dazu einen bunten Rohkostsalat reichen.

Info Brokkoli ist der König unter den Gemüsen. Er enthält nahezu alle Vitamine und Mineralstoffe in großen Mengen. Bauen Sie ihn regelmäßig in Ihren Ernährungsplan ein.

Forellen-Gemüse-Pfanne

1 Das Öl in einer Pfanne erhitzen und die kleingehackten Zwiebeln und den Knoblauch darin glasig dünsten. Das kleingeschnittene Gemüse dazugeben und kurz andünsten. Mit Brühe angießen und alles 3 bis 4 Minuten garen.

2 Die Forellenfilets in mundgerechte Stücke schneiden, mit Zitronensaft beträufeln und mit Pfeffer würzen. Den Fisch auf das gedünstete Gemüse legen, erneut abdecken und ca. 5 Minuten garen.

3 Die Crème fraîche, die Sahne und die Kräuter miteinander verrühren und gleichmäßig über den Fischstücken verteilen. Kurze Zeit ziehen lassen. Mit Pfeffer würzen und mit den gehackten Kürbiskernen und etwas Dill bestreuen.

Als Beilage Pellkartoffeln reichen.

Für 2 Personen

Zutaten
- 1 TL Sonnenblumenöl
- 100 g Zwiebeln
- 1 gehackte Knoblauchzehe
- 200 g Brokkoli
- 200 g Champignons
- 200 g Gemüsepaprika (rot, gelb, grün)
- 1/2 Tasse Gemüsebrühe
- 300 g Forellenfilets
- Saft einer 1/2 Zitrone
- Pfeffer aus der Mühle
- 1 EL Crème fraîche
- 2 EL Sahne
- 2 EL gehackte Kräuter (Dill, Schnittlauch, Petersilie)
- 1 EL Kürbiskerne

Kalorien: 408 kcal
Fett: 15 g
Cholesterin: 115 mg

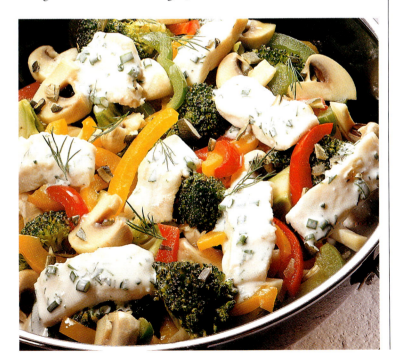

Ob Fisch gar ist, können Sie bestimmen: Stechen Sie vorsichtig mit einer Messerspitze in das Filet hinein, ziehen Sie das Messer sofort wieder heraus und halten es sich an die Lippen. Die Messerspitze sollte warm, aber nicht heiß sein.

Für 2 Personen

Zutaten

- Ca. 250 g Lasagneblätter aus Hartweizengrieß (ohne Ei)
- 250 g Blattspinat
- 800 g Spargel
- Etwas Butter
- 1 Becher Joghurt, 1,5 %
- 4 EL Sauerrahm
- Kräuter (Dill, Petersilie, Schnittlauch, Basilikum)
- 80 g Paprikaschotenwürfel
- Jodsalz, Pfeffer aus der Mühle
- 60 g Allgäuer Emmentaler
- 2 Tomaten
- 1 EL Sonnenblumenöl

> **Kalorien: 750 kcal**
> **Fett: 15 g**
> **Cholesterin: 43 mg**

Spinat-Spargel-Lasagne

1 Die Lasagneblätter in reichlich Salzwasser auf Biß garen.

2 Den Blattspinat waschen, putzen und kurz blanchieren. Den Spargel schälen, die Enden abschneiden und die Stangen in Salzwasser mit wenig Butter auf den Biß garen.

3 Joghurt, Sauerrahm, Kräuter und Paprikaschotenwürfel miteinander vermengen und mit Jodsalz und Pfeffer würzen.

4 Eine Auflaufform mit Sonnenblumenöl ausfetten und mit einer Lage Lasagneblätter auslegen. Mit der Joghurt-Sauerrahm-Sauce bestreichen, den Spinat und zum Abschluß eine Lage Spargel darauflegen. Dann wieder die Lasagneblätter darüberschichten, mit der Sauce bestreichen, mit Spinat und Spargel belegen und so fortfahren. Zum Schluß geschälte und entkernte Tomatenwürfel darauflegen und das Ganze mit geriebenem Emmentaler bestreuen.

5 Im Ofen bei 180 °C ca. 25 Minuten garen.

Info Spargel ist reich an Biostoffen und sollte regelmäßig gegessen werden. Er wirkt blutdrucksenkend.

Spargel sollte auf einem Diätplan nicht fehlen – so er auf dem Markt zu bekommen ist. Er enthält wenige Kalorien, dafür aber eine relativ hohe Dichte der Vitamine B1, B2, Nikotinamid und Biotin sowie die Mineralstoffe Mangan, Chrom, Kupfer und Kalium.

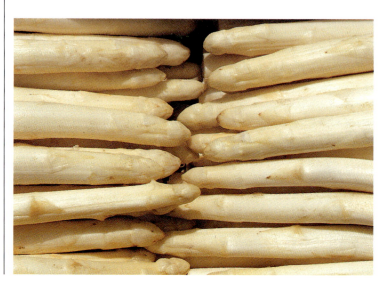

Überbackene Zucchinischiffchen

1 Grünkernschrot zusammen mit der Gemüsebrühe in einen Topf geben, aufkochen lassen und anschließend ca. 15 Minuten quellen lassen (Herd dabei abschalten).

2 Die Zucchini waschen, längs halbieren und mit wenig Brühe in einem Topf ca. 5 Minuten auf den Biß dünsten. Anschließend das Fruchtfleisch mit einem scharfen Löffel etwas herauslösen.

3 Grünkernschrot mit dem Zucchinifruchtfleisch und Kräutern vermischen. Auf jede Zucchinihälfte eine Scheibe Schinken legen und dann die Getreidefüllung darüber verteilen und leicht andrücken.

4 Die Zucchinihälften mit Emmentaler bestreuen und im Backofen bei 200 °C ca. 15 Minuten überbacken.

5 Für die Sauce die Tomaten kreuzweise einschneiden, mit etwas heißem Wasser übergießen und anschließend die Haut abziehen. Mit einem Pürierstab pürieren und zusammen mit dem Sauerrahm verrühren und in einem Topf erhitzen. Mit Thymian, Estragon und Majoran würzen und mit Jodsalz und Pfeffer abschmecken.

6 Die überbackenen Zucchinihälften auf Tellern anrichten, dazu die Tomatensauce reichen.

Als Beilage paßt Baguette.

Info Zu der Gruppe der kraftspendenden Lebensmittel, die in der Fitneßpyramide abgebildet sind (siehe Seite 20), gehört auch der Grünkernschrot. Von diesen Lebensmitteln kann der Körper eigentlich nie genug haben. Sie halten fit und fördern die Verdauung, indem sie infolge ihrer längeren Verweildauer im Darm Gallensäuren binden und diese ausscheiden helfen. Es ist also sehr zu empfehlen, Vollkornprodukte kombiniert mit schwerverdaulichen Wurst- oder Fleischwaren zu sich zu nehmen. Grünkernschrot bewirkt, daß keine »schlechten« Cholesterine an den Körperzellen haftenbleiben.

Für 2 Personen

Zutaten

- 50 g Grünkernschrot
- 1 Tasse Gemüsebrühe
- 2 mittelgroße Zucchini
  Thymian, Estragon, Majoran
- 4 dünne Scheiben gekochter, magerer Schinken (ca. 80 g)
- 50 g geriebener Emmentaler
- 2 Tomaten
- 1 Becher saure Sahne, 10 %
  Jodsalz, Pfeffer

Kalorien: 401 kcal
Fett: 19 g
Cholesterin: 75 mg

Zucchini enthalten viel Wasser, sind also gut zum Entschlacken. Sie sollten mit etwas Fett zubereitet werden, damit sie ihre Wirkstoffe und ihren Geschmack entfalten können.

Für 2 Personen

Zutaten

- 2 Knoblauchzehen
- 2 Paprikaschoten (rot, gelb)
- Kohlrabi
- 120 g Champignons
- 200 g neue Kartoffeln
- 1 Zucchini
- 120 g junge Bohnen
- 1/4 l Tomatensaft
- 1/4 l Gemüsebrühe
- 1 TL Rosenpaprika
- 1/2 TL Curry
- 1 EL Sonnenblumenkerne
- Jodsalz, Pfeffer aus der Mühle
- 2 EL gehackte Kräuter

Kalorien: 275 kcal
Fett: 5 g
Cholesterin: —

Viele Menschen leiden unter Mangel an Vitamin C. Paprikaschoten weisen einen hohen Wert an diesem Vitamin auf. Es schützt die Zellwände und ist der beste Schlankmacher.

Gemüsetopf »Sommernachtstraum«

1 Eine Auflaufform mit den Knoblauchzehen kräftig ausreiben. Die Paprikaschoten waschen, halbieren und die Kerne und Häute herausnehmen.

2 Kohlrabi und Kartoffeln waschen und schälen, Bohnen und die Zucchini waschen, putzen und in mundgerechte Stücke zerteilen.

3 Die Auflaufform mit Tomatensaft und Gemüsebrühe auffüllen, das vorbereitete Gemüse dazugeben und mit Rosenpaprika und Curry würzen. Die gehackten Sonnenblumenkerne dazugeben und alles kurz verrühren.

4 Mit Pfeffer aus der Mühle und etwas Jodsalz abschmecken. Im Backofen bei einer Temperatur von ca. 180 °C den Gemüsetopf ca. 50 Minuten garen.

5 Kurz vor dem Servieren die gehackten Kräuter darüberstreuen.

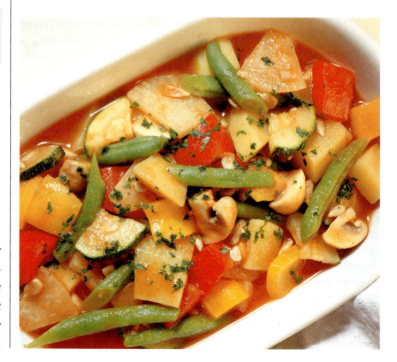

Fenchelgemüse auf italienische Art

Für 2 Personen

1 Den Fenchel waschen, Stielansatz abschneiden, den Fenchel halbieren und in 1 cm große Scheiben schneiden. Die Tomaten mit heißem Wasser überbrühen (die Haut abziehen, Stielansatz entfernen) und ebenfalls in Scheiben schneiden.

2 Die Knoblauchzehen in feine Scheiben schneiden, das Basilikum waschen und grob hacken.

3 Den Schinken in feine Streifen schneiden und in Olivenöl zusammen mit dem Knoblauch erhitzen. Dann die Tomaten hinzufügen und 4 EL Wasser angießen. Mit Jodsalz und Pfeffer würzen.

4 Den Fenchel in die Sauce legen und ca. 10 Minuten dünsten.

5 Das Fenchelgemüse auf Tellern anrichten und mit gehacktem Basilikum bestreuen.

Zutaten
- 300 g Fenchel
- 200 g Tomaten
- 2 Knoblauchzehen
- 10 Basilikumblättchen
- 50 g Parmaschinken
- 1 TL Olivenöl
- Jodsalz, weißer Pfeffer

Kalorien: 130 kcal
Fett: 6 g
Cholesterin: 21 mg

Überbackene Pfifferlingsbrötchen

Für 2 Personen

1 Die Pfifferlinge waschen und in kleine Stücke schneiden.

2 Die gehackte Zwiebel in Öl andünsten, dann die geschnittene Frühlingsschalotte mit dünsten. Die Pfifferlinge ebenfalls dazugeben und anbraten. Mit den gehackten Kräutern bestreuen und mit Pfeffer würzen.

3 Das verquirlte Ei über die Pfifferlinge geben und nur kurz stocken lassen.

4 Die Stangenweißbrotscheiben leicht antoasten, in eine Pfanne legen und darauf die Pfifferlingmasse verteilen. Die Tomatenwürfel darüber verteilen und das Ganze mit geriebenem Emmentaler bestreuen.

5 Die Brötchen im Rohr bei einer Temperatur von 180 °C ca. 3 bis 4 Minuten überbacken. Auf den Tellern anrichten und mit Radieschensprossen garnieren.

Zutaten
- 200 g Pfifferlinge
- 30 g Zwiebel
- 1 TL Öl
- 1 Fühlingsschalotte
- Schnittlauch, Kresse
- Pfeffer aus der Mühle
- 1 Ei
- 6 Scheiben Stangenweißbrot
- Würfel von 2 geschälten und entkernten Tomaten
- 50 g geriebener Emmentaler
- Radieschensprossen zum Garnieren

Kalorien: 443 kcal
Fett: 16 g
Cholesterin: 141 mg

Tip Verwenden Sie für Gerichte, die mit Eiern zubereitet werden, cholesterinfreies Eipulver (erhältlich im Reformhaus). Sie sparen zusätzliches Cholesterin und müssen dennoch nicht auf Ihre geliebten Eierspeisen verzichten.

Für 2 Personen

Zutaten

- 4 junge Kohlrabi
- 150 g Kalbsbrät
- 50 g gekochter Schinken
- 80 g Champignons
- 3 EL Sahne
- 1 TL mittelscharfer Senf
- 1 TL süßer Senf
- 1 kleiner Bund Schnittlauch
- Gehackte Petersilie
- Jodsalz, weißer Pfeffer
- 1 TL Rapsöl
- 1 Tasse Brühe

Kalorien: 346 kcal
Fett: 17 g
Cholesterin: 98 mg

Für 2 Personen

Zutaten

- 2 Paprikaschoten
- 50 g Grünkern
- 100 ml Wasser
- 200 g Zucchini
- 1 Stange Lauch
- Schnittlauch, Petersilie, Oregano
- 1 Knoblauchzehe
- 50 g Emmentaler am Stück
- Jodsalz, Pfeffer aus der Mühle
- 1/4 l Gemüsebrühe

Kalorien: 278 kcal
Fett: 9 g
Cholesterin: 23 mg

Gefüllter Kohlrabi auf Spinatpüree

1 Die jungen Kohlrabi dünn schälen und mit einem kleinen Löffel aushöhlen.

2 Kalbsbrät mit dem feingewürfelten gekochten Schinken und den Champignons sowie den Schnittlauchröllchen, der gehackten Petersilie und der Sahne gut vermischen und mit Senf, Jodsalz und weißem Pfeffer abschmecken

3 Die gut vermischte Brätmasse mit dem Löffel in die Kohlrabi einfüllen, so daß oben ein gut sichtbares Häufchen entsteht.

4 Rapsöl in einem Bräter erhitzen, die Kohlrabi einsetzen, kurz angehen lassen und mit Brühe angießen.

5 Im Rohr bei einer Temperatur von 180 °C ca. 20 bis 25 Minuten garen, bis die Brätmasse oben kroß wird.

Als Beilage eignet sich am besten Kartoffelpüree, versetzt mit frischem, blanchiertem und gehacktem Blattspinat.

Gefüllte Paprikaschoten

1 Die Paprikaschoten waschen, halbieren, entkernen und dann in eine Auflaufform geben.

2 Den Grünkern mit Wasser und zugedeckt ca. 5 Minuten kochen lassen, dann bei niedrigster Stufe weitere 15 Minuten ausquellen lassen.

3 In der Zwischenzeit das Gemüse und die Kräuter waschen, putzen und fein zerkleinern. Die Knoblauchzehe schälen und fein hacken. Den Käse in kleine Würfel schneiden. Alles gut miteinander vermischen und mit Jodsalz und Pfeffer abschmecken.

4 Den Grünkern dazugeben und diese Masse in die Paprikaschoten füllen. Die restliche Füllung in die Auflaufform geben und mit Gemüsebrühe angießen.

5 Im Backofen bei 180 °C ca. 30 Minuten garen.

Als Beilage eignen sich gemischte Blattsalate.

Gemüseeintopf

Für 2 Personen

1 Den Lauch in Streifen schneiden, den Sellerie würfeln. Die Karotte schälen und in dünne Scheiben schneiden. Die Rosenkohl- und Blumenkohlröschen waschen. Die Bohnen putzen, waschen und halbieren.

2 Die Margarine in einem Topf erhitzen und die geschälte und feingehackte Zwiebel darin glasig dünsten.

3 Die Kartoffeln schälen, in Würfel schneiden, zur Zwiebel geben und kurz mit schwitzen.

Mit der Gemüsebrühe auffüllen und zum Kochen bringen. Das restliche Gemüse je nach Garzeit in den Eintopf geben und fertig garen.

4 Den Eintopf mit Jodsalz, Pfeffer aus der Mühle und Muskatpulver kräftig würzen.

5 Nach Ende der Garzeit die vorgekochten Tortellini in den Eintopf geben und erhitzen.

6 Zum Schluß noch mit dem Sauerrahm und den Kräutern verfeinern.

Zutaten

- 1 Stange Lauch
- 1/2 Sellerie
- 1 Karotte
- 100 g Rosenkohlröschen
- 100 g Blumenkohlröschen
- 100 g grüne Bohnen
- 1 TL Margarine
- 1 Zwiebel
- 2 Kartoffeln
- 1/2 l Gemüsebrühe
- Jodsalz, Pfeffer aus der Mühle
- 1 Prise Muskatpulver
- 100 g bißfest gegarte Tortellini mit Käsefüllung
- 1/2 Becher Sauerrahm
- Frisch gehackte Kräuter

Kalorien: 386 kcal
Fett: 11 g
Cholesterin: 37 mg

Nachspeisen und Snacks

Im folgenden finden Sie Nachspeisen und Snacks, die unserem Körper guttun und unsere Geschmacksnerven befriedigen. Es bedarf nur einer kurzen Zeit der Gewöhnung, und man wird feststellen, daß die natürliche Süße einer Banane, eines knackigen Apfels oder einer saftigen Orange den Geschmack manch schwerverdaulicher Nachspeisecreme ersetzt.

Zucker hat jedoch, im Übermaß genossen, auch negative Seiten: Er fördert die Bildung von Fettzellen und schädigt Haut und Zähne. Die in Süßigkeiten enthaltenen Kohlenhydrate fördern das Entstehen einer Fettleber und erhöhen den Cholesterinspiegel. Es gibt tausend medizinische Vorbehalte gegen den Verzehr von Zucker und Süßigkeiten, und trotzdem ist das Angebot an Süßwaren größer denn je.

Süßspeisen sind eine angeborene Vorliebe der meisten Menschen, wie eine amerikanische Studie mit Säuglingen belegt. Akzeptieren Sie also Ihren Appetit auf Süßes, und lernen Sie damit umzugehen.

Für 2 Personen

Zutaten

- 100 g Sellerie
- 2 Karotten
- 2 Äpfel
- Jodsalz
- Etwas Zitronensaft
- 2 EL Schnittlauch
- 2 Vollkornbrötchen
- 2 TL Frischkäse
- 60 g Gouda
- 2 EL Kräuter

Kalorien: 349 kcal
Fett: 10 g
Cholesterin: 21 mg

Im Käsesnack mit Rohkost sind komplexe Kohlenhydrate enthalten. Diese gewährleisten – im Gegensatz zu Süßwaren – einen gleichmäßigen Zustrom von Glukose ins Blut. Ein Vorgang, der sich positiv auf die Gehirn- und Nervenzellen auswirkt.

Käsesnack mit Rohkost

1 Den Sellerie und die Karotten putzen und fein raspeln. Die Äpfel waschen, schälen, entkernen und ebenfalls raspeln. Mit wenig Salz und Zitronensaft aromatisieren und mit dem gehackten Schnittlauch bestreuen.
2 Die Vollkornbrötchen mit Frischkäse bestreichen und mit Käse belegen. Mit frischen Kräutern garnieren. Zusammen mit der Rohkost servieren.

Info »Einen Apfel pro Tag – und wir brauchen keinen Arzt« heißt eine alte Volksweisheit. Und das mit Recht: Denn ein Apfel deckt 60 Prozent des täglichen Vitamin-C-Bedarfs.

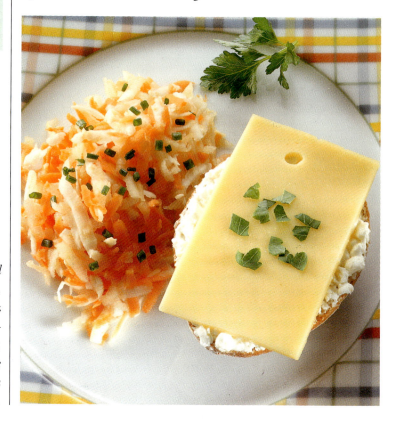

Gebratene Banane auf Toast

1 Die Brotscheiben toasten.
2 Die Bananen schälen, in Scheiben schneiden und gleich mit Zitronensaft beträufeln. Die Bananenscheiben auf dem Toast verteilen.

3 Auf jeden Toast eine Scheibe Emmentaler verteilen, mit je 1 TL Johannisbeergelee verzieren und im Backofen bei ca. 160 °C ungefähr 7 Minuten überbacken.

Für 2 Personen

Zutaten
4 Scheiben Vollkorntoast
2 Bananen
Saft einer Zitrone
4 Scheiben Emmentaler (20g)
4 TL Johannisbeergelee

Kalorien: 455 kcal
Fett: 14 g
Cholesterin: 39 mg

Buttermilchmüsli

1 Buttermilch, Zucker und die geriebenen Haselnüsse miteinander vermengen.
2 Die Äpfel waschen, vierteln und das Kernhaus entfernen, dann die Äpfel grob raspeln.
3 Die Beeren verlesen, waschen und in kleine Stücke schneiden.
3 Die Buttermilch mit dem Obst über die Haferflocken geben, den Zitronensaft darüberträufeln und alles gut miteinander vermengen.

Info Verwenden Sie bei Milchprodukten wegen des Gehalts an tierischen Fettsäuren immer die magere Version. Milchprodukte sind wichtig als Vitamin- und Kalziumlieferanten. Zum Beispiel aktiviert das Vitamin B2 (Riboflavin) unseren Fett-, Eiweiß- und Kohlenhydratstoffwechsel sowie die Zellatmung. Es schützt Augen, Haut, Haar und Fingernägel. Kalzium hingegen dient dem Knochenaufbau und ist gerade in der Wachstumsphase für Jugendliche unentbehrlich. Achten Sie bei Milchprodukten darauf, daß sie nicht zu großer Hitze, Licht und Luft ausgesetzt sind. Die äußerst verletzlichen Vitamine würden dadurch zerstört. Haselnüsse enthalten neben Spurenelementen wie Magnesium, Kupfer, Zink, Fluor und Selen viel Vitamin E, das dem Körper bei der Entsorgung von Schadstoffen hilft.

Für 2 Personen

Zutaten
200 g Buttermilch
1 EL brauner Zucker
1 EL geriebene Haselnüsse
2 Äpfel
100 g Erdbeeren (oder andere Beeren)
80 g kernige Haferflocken
Saft von 1/2 Zitrone

Kalorien: 355 kcal
Fett: 8 g
Cholesterin: 3 mg

Für 12 Portionen

Zutaten

- 100 g Kletzen (getrocknete Birnen), 160 g Dörrpflaumen
- 200 g getrocknete Feigen
- 50 g getrocknete Datteln
- 1/2 l Wasser
- 70 g Roggenmehl (T. 997), 60 g Weizenmehl (T. 1050)
- 1 Prise Salz
- 15 g Hefe (Würfel)
- 100 ml Wasser
- 50 g Korinthen
- 200 g Rosinen
- 30 g Zitronat, 30 g Orangeat
- 65 g gehackte Haselnüsse
- 1/2 TL Zimtpulver
- Etwas Nelkenpulver
- Etwas gemahlener Anis

Kalorien: 325 kcal
Fett: 5 g
Cholesterin: —

Für 2 Personen

Zutaten

- 2 Äpfel
- 160 g Magerquark
- 4 EL Trinkmilch, 1,5 %
- Geriebene Zitronenschale
- Zitronensaft, 1 EL Zucker
- Zimt, etwas Pfefferminze

Kalorien: 200 kcal
Fett: 1,5 g
Cholesterin: 2 mg

Salzburger Früchtebrot

1 Die Birnen, Pflaumen, Datteln und Feigen mit einem 1/2 l Wasser übergießen und über Nacht einweichen lassen.

2 Aus dem Mehl, dem Salz, der Hefe und 100 ml Wasser einen Teig herstellen und an einem warmen Ort ca. 20 Minuten gehen lassen.

3 Die eingeweichten Früchte in einem Sieb abtropfen lassen und in sehr kleine Würfel schneiden. Die Korinthen, die Rosinen, das Zitronat und das Orangeat mit den Früchten sowie den gehackten Haselnüssen und den verschiedenen Gewürzen gut vermischen.

4 Diese Masse unter den Hefeteig arbeiten, gut verkneten und einen Brotlaib daraus formen. Den Teig noch einmal kurze Zeit ruhen lassen, mit etwas Wasser abstreichen und anschließend im vorgeheizten Backofen bei einer Temperatur von 180 °C ca. 70 bis 80 Minuten backen.

5 Je nach Geschmack können Sie Ihr Früchtebrot vor dem Backen noch mit kandierten Früchten oder halbierten Mandeln belegen.

Tip Sie können auch die doppelte Menge an Teig zubereiten, daraus zwei Brotlaibe formen und einen davon auf Vorrat einfrieren. Früchtebrote bleiben länger frisch und saftig, wenn sie in einer Blechdose aufbewahrt werden.

Gedünstete Äpfel mit Quarkfüllung

1 Die Äpfel schälen, das Kernhaus ausstechen und das Fruchtfleisch mit einem Teelöffel aushöhlen. Die ausgehöhlten Äpfel in wenig Wasser dünsten.

2 Den Quark mit der Milch, dem Fruchtfleisch und den Geschmackszutaten im Mixer schaumig schlagen und in die erkalteten Äpfel füllen.

3 Mit Pfefferminzezweigen garnieren.

Das schmeckt auch Kindern gut.

Blutorangengelee

1 Das Wasser und den Zucker aufkochen.

2 Die eingeweichte Gelatine gut ausdrücken und in der heißen Zuckerlösung unter Rühren auflösen. Von der Kochstelle nehmen und etwas abkühlen lassen.

3 Mit dem Blutorangensaft verrühren und mit Orangenlikör abschmecken.

4 Die Blutorange schälen und filetieren. Die Hälfte in Stücke schneiden und unter das Gelee rühren.

5 In zwei kalt ausgespülte Schälchen füllen und im Kühlschrank steif werden lassen.

6 Vor dem Servieren das Gelee mit den restlichen Orangenfilets garnieren.

Für 2 Personen

Zutaten
- 4 EL Wasser
- 2 EL Zucker
- 4 Blatt Gelatine (kalt eingeweicht)
- 1 Tasse frischgepreßter Blutorangensaft
- 1 TL Orangenlikör
- 1 Blutorange

Kalorien: 263 kcal
Fett: —
Cholesterin: —

Quarkcreme mit Orangensauce

1 Den Quark mit der Milch, den Säften und dem Puderzucker gut verrühren und kalt stellen.

2 Von einer Orange die Schale dünn abschneiden und die Frucht in feine Streifen schneiden. Beide Orangen auspressen. Den Saft zusammen mit dem Zucker und den Schalenstreifen dicklich einkochen lassen.

3 Die Quarkcreme auf 2 Tellern anrichten und die Orangensauce darübergeben.

Info Orangen haben einen hohen Gehalt an Vitamin C. Es dient der Stärkung des Immunsystems gegen Krankheitserreger, hilft gegen Altersbeschwerden vieler Art und dient der besseren Fett- und Cholesterinverwertung. Es schützt die Augen, stärkt die Blase im Kampf gegen Bakterien und wirkt antiseptisch und keimtötend. Vitamin C ist bekanntlich der wirksamste Schutz gegen Erkältungen. Es verhindert den Befall der Zähne mit Kariesbakterien und beugt Knochenschwund vor. Zusammen mit dem Kalzium aus der Milch hilft es gegen Beschwerden im Klimakterium.

Für 2 Personen

Zutaten
- 150 g Magerquark
- 4 EL Milch
- 2 EL Orangensaft
- 1 EL Zitronensaft
- 1 EL Puderzucker
- 2 unbehandelte Orangen
- 4 EL Zucker

Kalorien: 304 kcal
Fett: 1 g
Cholesterin: 2 mg

Für 2 Personen

Zutaten

- 150 g Erdbeeren
- 25 g Zucker
- 2 cl Erdbeerlikör
- Etwas Zitronensaft
- 1 Becher Kefir
- 4 Blatt weiße Gelatine
- 4 EL Orangensaft

Sauce

- 1 Becher Joghurt, 1,5 %
- 1/2 Päckchen Vanillezucker
- 1 EL Honig
- Je 50 g Himbeeren, Brombeeren, Johannisbeeren

Kalorien: 267 kcal
Fett: 4,5 g
Cholesterin: 15 mg

Erdbeer-Kefir-Gelee mit Beeren

1 Die Erdbeeren verlesen, waschen, gut abtropfen lassen und im Mixer oder mit dem Pürierstab pürieren.

2 Den Zucker und den Erdbeerlikör sowie den Zitronensaft dazugeben und alles 5 bis 6 Minuten ziehen lassen.

3 Den Kefir dazugeben und das Ganze nochmals gut durchmixen.

4 Die eingeweichte Gelatine ausdrücken und im erhitzten Orangensaft auflösen lassen.

5 Den Orangensaft unter die Erdbeer-Kefir-Masse rühren und anschließend in 2 mit kaltem Wasser ausgespülte kleine Förmchen füllen.

6 Die Masse im Kühlschrank fest werden lassen und anschließend stürzen.

7 Für die Sauce den Schlemmerjoghurt mit dem Vanillezucker und dem Honig in einer Schüssel glattrühren.

8 Das Erdbeer-Kefir-Gelee in Scheiben schneiden, mit der Sauce überziehen, die Beeren dekorativ anrichten, ausgarnieren und servieren.

Info Honig ist ein aromatischer Zuckerersatz.

Eine Alternative zu Gelatine ist das rein pflanzliche Agar-Agar, das aus getrockneten und gemahlenen Algen gewonnen wird.

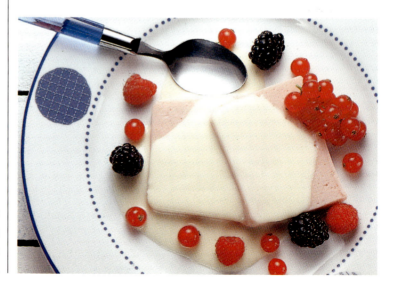

Erdbeer-Quark-Auflauf

Für 2 Personen

Zutaten

- 250 g Magerquark
- 2 Eigelb (cholesterinfreies Eigelbpulver aus dem Reformhaus verwenden)
- 1/2 Päckchen Vanillezucker
- 1 Prise Jodsalz
- Schale von 1/2 Zitrone
- 10 g Grieß
- 20 g Vanillepuddingpulver
- 2 Eiweiß
- 300 g frische Erdbeeren
- Puderzucker
- Etwas Butter

Kalorien: 315 kcal
Fett: 8 g
Cholesterin: 1 mg

1 Den Quark mit dem Eigelbpulver in einer Schüssel glattrühren. Vanillezucker, Jodsalz und Zitronenschale dazugeben. Dann Grieß und Puddingpulver einsieben. Alles gut verrühren.

2 Das Eiweiß mit dem Puderzucker zu steifem Schnee schlagen und mit einem Kochlöffel vorsichtig unter die Quarkmasse heben. Die geputzten Erdbeeren in Viertel schneiden und leicht unterheben.

3 Eine Auflaufform mit Butter ausfetten und mit Puderzucker oder grobem Zucker bestreuen. Die Quarkmasse hineinfüllen, die Form in ein heißes Wasserbad stellen, so daß sie ca. 2/3 im Wasser steht, und im Backofen auf mittlerer Schiene bei einer Temperatur von 180 °C ca. 25 Minuten backen.

4 Den Erdbeer-Quark-Auflauf nach dem Backen mit Puderzucker bestreuen und noch heiß servieren.

Bei Milchprodukten immer wegen des Fettgehalts die magere Version verwenden.

Erdbeersalat mit Mangosauce

Für 2 Personen

Zutaten

- 250 g Erdbeeren
- 2 EL Puderzucker
- 10 Pfefferminzblättchen
- 1 Mango
- 2 EL Honig
- Saft von einer Zitrone

Kalorien: 253 kcal
Fett: 1 g
Cholesterin: —

1 Die Erdbeeren waschen, putzen und halbieren. Mit dem Puderzucker mischen und auf 2 Tellern anrichten. Die Pfefferminzblättchen auf den Erdbeeren verteilen.

2 Die Mango schälen. Das Fruchtfleisch vom Kern befreien und zusammen mit dem Honig und dem Zitronensaft pürieren. Die Sauce zu den Erdbeeren reichen.

Info Erdbeeren haben ein wunderbares Aroma. Kaufen Sie möglichst ungespritzte, oder pflücken Sie selbst biologische. Erdbeeren haben eine natürliche Süße, sind kalorienarm und cholesterinsenkend. Sie enthalten mehr Vitamin C als Orangen. Vitamin C hilft übrigens auch bei Rheuma, sowohl über das Immunsystem als auch beim Aufbau von Bindegewebe.

Check-up

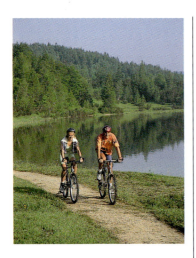

Versuchen Sie, sich so oft wie möglich zu bewegen. Nehmen Sie das Fahrrad anstelle des Autos, und steigen Sie Treppen, anstatt den Aufzug zu benutzen.

Seien Sie ehrlich zu sich selbst, machen Sie anhand dieser Fragen Ihren ganz persönlichen Check-up.

● Lieben Sie Fast food, z. B. Pommes frites mit Mayonnaise, Bratwürste, in Fett gebackene süße Teilchen (Krapfen etc.)?

● Sind Sie übergewichtig (Körpergröße minus 100 ergibt das Normalgewicht)?

● Treiben Sie weniger als einmal die Woche Sport?

● Gibt es in Ihrer Familiengeschichte Personen mit Fettstoffwechselstörungen?

● Leiden Sie unter häufigen Verdauungsstörungen?

● Sind Sie wegen Herz-Kreislauf-Beschwerden (Bluthochdruck, Herzbeschwerden etc.) bereits in Behandlung?

● Essen Sie mehr als drei Eier (Frühstücksei, Omelett, Rührei) in der Woche?

● Stehen Sie oft unter seelischem Druck (beispielsweise in der Arbeit oder auch zu Hause)?

● Steht Fleisch bzw. Wurst mindestens einmal täglich auf Ihrem Speiseplan?

● Ergab die letzte Cholesterinmessung mehr als 200 mg/dl?

Falls Sie mindestens vier Fragen mit Ja beantwortet haben, sollten Sie Ihren Cholesterinspiegel wieder einmal kontrollieren lassen!